量子觸療2.0
解放你超乎想像的
療癒能力

QUANTUM-TOUCH 2.0
The New Human:
Discovering and Becoming

理查·葛登 Richard Gordon／

克里斯·杜菲德 博士 Chris Duffield, PhD／

薇琪·衛豪斯特 博士 Vickie Wickhorst, PhD —— 著

林時維 醫師 —— 譯

國外醫界對《量子觸療2.0》的讚頌

《量子觸療2.0》是一項令人興奮的發現之旅。準備自己接受奇蹟的來臨。

—— 道森‧雀兒取博士（Dawson Church, PhD）

《量子觸療2.0》內容精湛且必讀，技術簡單並有效，成果卓著。理查的未來視野令人振奮，必將造成全球性的衝擊。

—— 臨床心理學家 琳達‧史提爾博士（Linda Steele, PhD）

《量子觸療2.0》也許是世上最重要的新著作，一本改造人生的書並將改變一切。

—— 香港大學行為健康教研中心創辦總監 陳麗雲博士（Cecilia L.W. Chan, PhD）

這本石破天驚的書，提供一項簡單美麗且能真正療癒人們的技術。《量子觸療2.0》在最急需要的現在，教授我們有關人類自然能力的無價資訊。

—— 美國神經病學及精神病學委員會專科醫師 瑞克‧簡尼可思醫師（Dr. Rick Jenkins, MD）

《量子觸療2.0》是提供給任何人去學習並使用的最簡單之療癒技術，它讓理查的未來願景成為可能。當這項深具同理心的療癒能量在世界廣泛使用時，在這星球上的人們將在和諧中生活。

—— 洪惠（Huy Hoang）醫師

《量子觸療2.0》是藝術之作，並闡述人類是無極限的。理查的遠見反映出他的天分及希望，這些簡單程式化的方法將帶給我們新的未來。

—— 亞特‧道森博士（Art Dawson, PhD）

《量子觸療2.0》是一必讀著作，我將這些珍貴無價教材整合到我的工作中。

—— 脊醫，《創傷情緒釋放技術》（*The Emotional Trauma Release Technique*）作者
珍妮佛‧班頓（Jeffrey Benton）

《量子觸療2.0》是一項跳脫框架的驚喜，幾千年來我們為何忽略了它？這項對人類能力革命性的認識，可以創造無法想像的奇蹟轉變。

——香港總商會總裁（2006-2011）　方志偉（Alex Fong）

《量子觸療2.0》讓我們經驗了彼此之間的連結就如同無線的網際網路，並且在超越時間及空間下，強力地、實質地並有效地加速療癒過程。駕馭它並成為新人類。

——劉艾琳博士（Dr. Irene Lau, PhD）

《量子觸療2.0》改變你成為新人類，並傳輸你到新世界。

——中醫師　陳雄康（Hsiung-Kang Chen Kapler）

《量子觸療2.0》是真正的療癒！這本書將改變世界，它能帶給人類的不只是生存，而是繁榮的希望。我正將它整合到工作上的新規範。

——普魯登斯·豪爾醫師（Prudence Hall, MD）

《量子觸療2.0》是真正的能量醫學。這項尖端技術簡單易學，我已經看過它產生立即效果。一旦這項資訊傳遍世界，我們將經歷所有健康危害明顯下降。

——美國心臟醫學會醫師　豪華德·艾兒金　（Howard Elkin, MD）

《量子觸療2.0》能改變世界及我們如何看待萬物，它將改變常規並增強力量。不僅我能做到它，我就是它。

——牙科醫師　亞倫·沙奇（Allan Sachey）

目 錄
Contents

【推薦序】
在平凡生活中，隨時隨處創造生命的奇蹟

　　先恭喜量子觸療的「觸」角迅速由手指（物質肉體）的媒介，升級到無量無邊的愛（心靈能量）。接著讓我們揮揮愛力的觸手，將把世間「療」法總是得憑藉它力的觀念，逐漸轉回到根本的自我療癒！

　　量子的非時空局域性和作用於生物複雜系統的隱含秩序，透過本書的闡述與實際應用的彰顯，發揮得淋漓盡致。這使得身心療癒的整個課題，堂堂邁入嶄新的紀元，也讓普通人不需花錢費時，就能在平凡的生活中隨時隨處創造生命奇蹟，集體化身成為新（心）人類。

　　量子觸療2.0是展現未來心智生活的里程碑，未來先知正在過去的背景下創造現在！或許有朝一日，人們將進一步發現，原來冷冰冰的儀器也能透過心念之愛的感化，逐漸賦予生命的氣息，屆時，萬事萬物都將在一體的大愛當中無有對立。

　　期待讀者將這本書當作自我修煉的開端，隨著譯者的步伐，拋開偏見與成規，發揮創造力並保有輕鬆的姿態來面對人生苦痛，打破療癒者與受診治者的千古藩籬，共同示現「無緣大慈、同體大悲」的一真法界！

　　〈哥林多前書〉有云：「我若有先知講道之能，也明白各樣的奧祕與知識，並全備的信叫我能夠移山，卻沒有愛，我就算不得什麼……」感恩建中同窗時維兄，百忙中依憑著愛力著手翻譯，惟願本書精神能藉由林醫師的生動筆觸，將其中大愛遍傳國人摯親。

中華生命電磁科學學會理事

中華民國能量醫學學會監事

中西醫師

張文韜

【譯者序】
新科學、新未來、新人類的健康之道

「開放的心充滿了無限的可能性。……你所需要的僅是一顆平靜、愛己助人的心，以及一個開朗的態度，不要因為過去的經驗及外界世俗的看法而局限了你的想像力，因為在量子的概念中，任何事都有可能，當每個人都能了解相對於外界物質的一切（包括我們的身體），都是我們自身心靈觀察的『表現』時，量子醫學的理論才能被更多人所接受。」這是七年前（二〇〇八年），我為《量子觸療好簡單！》寫的推薦序，冥冥之中似乎就已預言及切入《量子觸療2.0》，這短短的幾行字，幾乎完全包含於這本新書的所有內容。我只能說下筆之時，應該是完全融入「量子觸療」的振動中，才會發此感想。

當初會想要翻譯《量子觸療2.0》的原因，在於作者理查·葛登有些美式隨性口語講授，若要求非量子觸療專業人員把這些特殊內容完全真實地呈現，實在是強人所難。而我曾參加過他的「量子觸療2.0」研習會，應該比較能了解此書的內容。不過老實說，這次我也嘗到苦頭了！

二〇一〇年，我到日本京都參加了理查·葛登的「量子觸療2.0」

研習會，老實說我眞的嚇到了，早上才剛做完書中第十七章用能量改變現實及理念的練習，中午休息時到隔壁平安神宮遊玩，興起跑去抽籤，可能心能量還有很強的作用，居然抽到第一番「大吉」（對我而言這是空前，但希望不是絕後）。現實似乎眞的可由意念及能量去調整。

這本書分成四個部分，詳細介紹請見前言，絕大部分是理查·葛登在「量子觸療2.0」研習會課程的原音重現加口語實錄，所以贅詞很多，譯作時已希望能夠用最簡潔、精準的文句呈現。

這本《量子觸療2.0》與前一本書《量子觸療好簡單！》不同之處，在於有兩位合著作者克里斯·杜菲德（Chris Duffield）及薇琪·衛豪斯特（Vickie Wickhorst），每一位都把其專長加入本書中。克里斯是一位發明家，看著個人電腦從誕生到今日各式各樣3C產品興盛發展，更重要的是，他幫兩位研究心靈意識的權威及一些祕密機構設立並管理實驗室，在其中他看到許多科學的實證──意識眞的會影響物質外在的表現，只是在主流科學下，被大量地掩蓋隱藏。（這也是爲何在文中，他是如此地憤慨！）讀者如果有興趣，可上網搜尋影片《What the bleep do we know?》（中文名稱《我們到底知道多少？》），其中兩位權威都有現身說法。

量子觸療機構經過一些改變，「量子觸療2.0」及「自我創造健

康」是現在的進階課程，如果你是初學者，儘管就從本書第三章開始；如果學習上有困難，請先回到《量子觸療好簡單！》的初階基礎課程練習，學習的祕訣是輕鬆自然，抱持愉快心情，緊張的情緒會降低能量流通，甚至造成阻礙！這也是爲何理查・葛登多次強調快快樂樂學習的重要性。

在本書第二、三部分有許多醫學名詞及疾病描述，在這裡提出一個在台灣特別要注意的事項，因爲《醫療法》的規定，非領有醫事人員證書者，不得執行醫療行爲。所以，在本書中已避免使用「量子觸療」執行「醫療」或「治療」疾病的詞句，均改用「療癒」一詞代替，可供普羅大眾使用，避免衛生機關質疑。在台灣，目前氣功類治療仍在灰色地帶，無明確主管機關，請各位有志從事者注意。

最後感謝橡實文化能器重及鼓勵本人，主動徵詢擔此重責大任。其實，宇宙是奇妙的，總是會爲你安排意想不到的旅程，雖然有甘有苦，卻都是你在這一生必須經歷的故事。但是，今天你終於有可掌握方向的工具，那就是《量子觸療2.0》。

教育腦卻不教育心，
等於完全沒有教育。

　　　——亞里斯多德

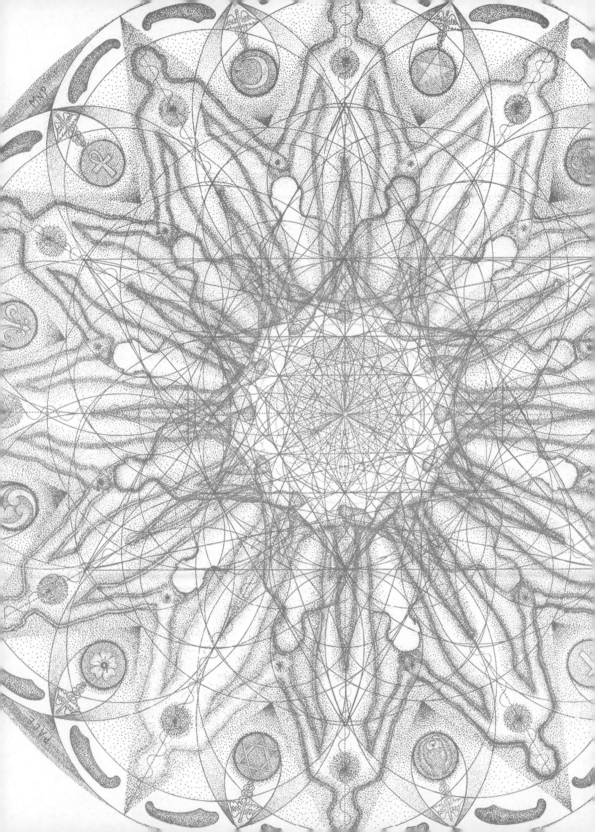

這絕不只是一本療癒指導手冊

這本書雖只是紙上的油墨，或是螢幕上的一些光點，但是它能帶你踏上一次令人既興奮又愉快、深入你自己及生活的真正旅程，再加上讓你的家庭及朋友圈大吃一驚的具體成效。它能幫助你發現早已具備卻從未知曉的能力，可能你早已有一閃而過的感覺，但不知該如何隨意取用。

這本書能幫助你透過技巧及練習，得到大幅擴展的實際理解：人是什麼、能做什麼。藉由練習並且探究這些能力，你將成為我們所稱的「新人類」，同時生活作息在深入、擴展又充實的現實中。這本書能幫助你得到生活中實際的新視野、改變世界並遠遠超過現在這個星球所認知的事實，和我們現今認同的人類本質。帶著對其他歷史上探險家的感激，這是我們所稱的新世界。

這些不只是想法，它們是你能在其中生活且玩樂的實境。從我們帶來的這些技術，能以令人驚訝、奇妙的方式延伸，並且擴張你的經驗及能力，就像電腦、智慧型手機或平板電腦升級了新的作業系統。如同一個作業系統，它毫不費力地帶給你能生活、工作的新環境。如同一個作業系統，它支援我們、量子觸療使用者社群所有多範圍發展的應用程式，作為一個無限擴充的工作平台。在這本書中，將提供一些我們自己發展並已試用過的美好應用程式，而且也將給你知識及工具，去發掘並培養你自己的。就像

在智慧型手機、平板電腦及筆記型電腦中，如雨後春筍般迅速增加的應用程式資料庫及商店，我們預期量子觸療的應用圖書館也會以指數般的速度擴張，並延伸進入我們從未夢想的新領域之內。

科學終將承認量子觸療強力效果的事實。等到那時，我們期待的新領域將開始展開，因對自然的理解，將顯示出現代科學過分表淺、單純化。而且一旦這理解擴展之後，將可能為超越現實想像的新技術打下基礎，使得今日的高科技及生化科技，被視為如上一世紀的奇怪玩具一樣。

何謂量子觸療1.0及2.0？

這本書在內容上已經完備。它能教你一組新的先進技術，我們稱其為「第二級量子觸療」、「量子觸療2.0」，或簡稱「量子觸療2」。你不需要先學過「基礎量子觸療」、「第一級量子觸療」、「量子觸療1.0」，或簡稱「量子觸療1」，就能使用這些技巧。

在本書中已經提供足夠資料，使你能成功地使用這些量子觸療2的新技術。首先在第三章中簡短地介紹必要的量子觸療1核心技能，當作量子觸療2的基礎。

量子觸療2可以單獨使用，但是它合併量子觸療1時能運作得更好。因此，如果你對這個工具感到興奮與期待，我們極力推薦你也學習完整的量子觸療1，於此這將加深你的基礎、理解及能力。學習量子觸療1的途徑有：中文版的《量子觸療好簡單！》（二○○八年，橡實文化出版）一書；在QuantumTouch.com的線上影片教學訓練；以及在全球許多國家由量子觸療講師所舉辦的課程。

令人興奮與期待：本書大綱

本書分為四個部分，每個部分都以不斷累積興奮的內容探究量子觸療2.0。

許多作者寫書，似乎都先緩慢地介紹開場，把最好的想法及資料放在中間，然後用填充內容拖到最後。

與他們不同的是，我們只給你令人興奮的新資料。因此一開始就令人興奮與期待，而且會一直產生更多刺激，直到最後的高潮，持續帶給你更多的興奮。我們知道，你會喜愛這一次旅程，我們已等不及你加入並趕上我們。在這裡，簡短和簡潔是本書的編排模式。

從哪裡開始？

第一部分，新人類作業系統：讓你從與生命力能量合作的旅程開始。這不只是一本療癒指導書，它將開啟對人類的本質和能力的新理解。你將發現這些技能非常容易學習及操作，任何人，甚至連孩童，都能很快地學會。你無須驚訝，因為這就像學走路及說話般自然，除非我們仍無知地從不了解我們早已具備此能力。因此，量子觸療2應該能夠讓你在一開始就得到戲劇性的結果，並在有生之年持續改善你的生活。

你也將了解，為什麼我們認為這是一個新的人類作業系統。它開啟了新作為、新經驗、新為人處事。而且它是一個開放性的系統，其中將有越來越多的應用程式加入。而你大可提出一些你自己的應用程式！

什麼是應用程式？能從哪裡開始應用這些基本的技能？

第二部分，基本療癒應用程式：你會期待從一本療癒身體書中，學

到這些應用。它們包括減少痛苦、加速療癒，並且作用在身體的特定部位及系統上。這個部分非常令人興奮，因為這些療癒完全不需碰觸就能執行，只要使用你的愛及意念，就能有快速又戲劇性的效果。

好吧，如果能不碰觸卻可快速又簡單地療癒身體，還有什麼其他方法能以這些技能達成的？

第三部分，超乎想像的人類療癒能力：準備大吃一驚吧！這些驚人的應用使量子觸療2超越巔峰。它們示範了人類意想不到的能力，像是：同時多工，在許多人身上立刻作用，協助人們療癒不想要的信念，甚至超越空間及時間的療癒。

如果你的愛和意念能做這些令人驚異的事物，那麼，它們還能做什麼別的嗎？還蘊含什麼應用嗎？

第四部分，科學的未來發展趨勢：探究科學、視野及這個新人類作業系統的涵義、應用。藉由重新設定一個人的定義，量子觸療2會把這世界改變得更美好，擁有更多對生命及社會的慈悲，給我們一個新基礎，開啟令人興奮的新科學及技術之門，這將超越現代最先進領袖及專家的夢想。

量子觸療資源：在本書的結尾，有一些資料可幫助你連結量子觸療相關人士及學習資源。加入我們吧！

閱讀及實作

如果你只是為了想法及故事而來閱讀這本書，它可能像是幻想或

科幻小說。但我們寫這本書的用意，並不是讓你僅僅拿來閱讀。我們寫了它，是讓你能自己實際操作，並在自己的生活中實踐。這不是一本理論或娛樂的書；這是一本實用的書。如果你能稍微嘗試一下量子觸療2，做這些簡單的練習，以及嘗試一些應用程式，你將很有可能經歷與我們相同的意外及驚奇，在習慣之後又是相同的愉悅及狂熱。我們不知道爲何，但是幾乎所有人都能非常快速且容易地嘗試它。量子觸療2眞的有用。

三位作者戮力合作

　　這本書理所當然地是量子觸療創辦人及開發者理查・葛登的原音重現，就好像你正在參加他的量子觸療2課程一樣。在這裡，藉著兩位幕後的共同作家──克里斯・杜菲德博士（科學家及發明家）及薇琪・衛豪斯特博士（科學歷史學家及量子觸療講師），理查・葛登的聲音被更清晰地重現。透過我們的分工合作，已經爲你製作一本更好的書。

歡迎你的加入

　　現在，我們帶著興奮的心情，將這本書呈現給你。它是絕無僅有的。從未有如此簡單、強力的療癒技術，可簡易、直接地提供給全球的人類。我們正在創造一個了解並使用這些能力的全球社群，前所未有地，我們都在創造歷史。

　　因此，歡迎你加入我們，踏上發現及實現的旅程。永遠不要忘記：你是新人類。

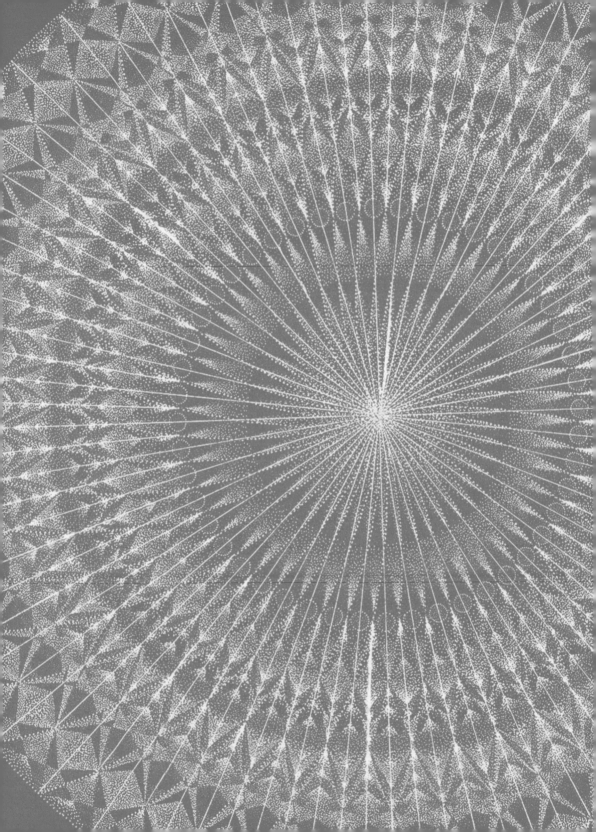

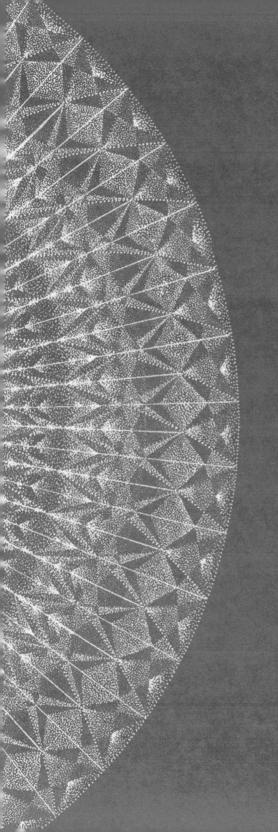

Part 1

新人類
作業系統

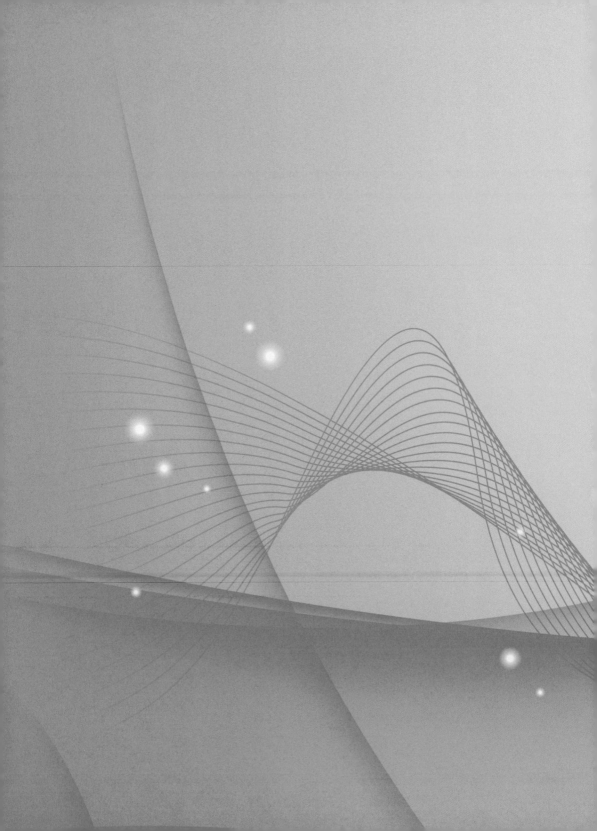

1
從集體認同的限制信念中解放自己吧！

你的愛不只是在大腦裡的電化學反應或賀卡上的甜蜜情緒。
它是真正、有形的能量，而且能作用並改變外部世界的事物。

——理查·葛登

英國作家亞瑟‧查爾斯‧克拉克（Arthur C. Clarke）提議以下這個「預測三原則」（Three Laws of Prediction）：

1. 當一位卓越但年老的科學家說某事是可能的，他幾乎是正確無疑的。當他說某事是不可能的，他非常可能是錯誤的。
2. 唯一能發現「可能性」的限制方法，是在「不可能性」之內冒險一小步。
3. 任何非常先進的技術將被視為與魔術一樣。

我們常哀歎地說「我們只是人」，但如果這些被我們一直假設是正確、真實的限制，只是因為舊信念或有限技能呢？畢竟，如果每個人假定某事是不可能的，便很少有人會想要去嘗試它。

在這裡要讓你知道的，既不是幻想，也毫不誇張，那就是：我們已經被集體認同的錯誤假定深深地限制住。這本書將介紹一些新的人類能力，並且教你如何使用它們。簡言之，每個人都有能力運用意識去影響物質的宇宙。

你正要獲悉的技能只是一個起跑點。我的朋友及本書共同作者克里斯‧杜菲德博士評論說：「理查，它就好像是你發現的一個新人類作業系統，而且現在我們正找到上面所有的應用程式。」當我們越去思考並實驗，就發現越多應用程式。

這很像是你第一次得到一部電腦或智慧型手機，在熟悉使用技巧後，可能將改變你對生活方式的理解及可能性。但是請不要煩惱。雖然改變可能會使一些人感到驚慌，然而，這種改變卻能使你感到舒服

自在，甚至享受樂趣，確定能帶給你更多的安定、信心、清晰及能力。

所以，我們正在談論哪些新能力呢？以下是一些項目：

- 沒有碰觸卻能加速療癒過程，而且很快地減少或排除痛苦的能力。
- 沒有碰觸卻可眼見，在幾秒鐘之內調整他人姿勢的能力。
- 在安慰劑和其他心理學上的影響力沒有用時，幫助嬰兒及動物或其他類似事物的能力。
- 再次沒有碰觸，卻能很快且強力地作用在身體器官、系統及腺體的能力。
- 運用你的覺察及意念指引療癒能量到各處的能力。
- 不管距離如何，甚至數千公里之遠，仍可有效地運作能量的能力。
- 即使超過你能即刻掌握，仍可同時處理多個工作的能力。
- 可同時在許多人（也許是數百人或數千人）身上運作的能力。
- 藉由使用療癒能量，可快速且深刻地幫助人們移轉核心信念的能力。
- 很容易地示範意識能影響物質，說明「量子學說是不完備」的能力。
- 沒有限制地超越時間及空間運作的能力。
- 在幫助他人的同時，療癒你自己的能力。
- 感受愛是真正具有改造力量的能力。

● 用空前的速度，精準且不費力地運作的能力。

● 與其他人在一嶄新又具改造性的方法中，分享愛的能力。

　　這些事情，現在你們聽起來可能覺得怪異。但只要經過一些小練習之後（用我即將要教你的簡單技巧），它們應該很快會開始變得有意義。藉由更多的練習，它們會變成你（及其他學習者）和我每天熟悉的現實。

　　也許最令人興奮的事情，是我僅僅為你打開一扇探究之門。當哥倫布「發現」美國（有點像發現其他人家的客廳），當第一批移民到達美國東北角時，他們只了解海岸線及內陸幾公里處的地方；而無疑地，對任何超過他們視線的範圍，如密西西比河、大峽谷等，他們就完全不知道了。同樣地，在可預見的未來，許多關於人類的這些新功能，將仍保持未知。班傑明・富蘭克林就無法想像到，在他發現閃電中的電力之後，會延續出如此多樣性及多種應用電子裝置。當你埋頭研究這本書的內容程序時，相當有可能也會生成自己的發現，請加入我們來延伸人類的各種潛能。

　　如果現在你是持懷疑者或是反對者的身分，請不要煩惱。這可重複驗證的結果，可能挑戰了許多人堅定且珍愛的信念及習慣。但是幸運地，即便是抱持懷疑和敵對的態度，似乎都不干擾這能力。

　　你是新人類。當你學會經由愛及意識能夠導引能量時，你將提出下列疑問：「如果我能做到這個，還有什麼是可能的呢？」當你有進一步的發現時，請讓我們知道。

　　小方面來說，你能學習加速療癒過程，並且減輕痛苦。大格局來

講，這非常可能轉變我們的基本人類認同，連同我們對物理、化學、生物、醫學及心理學的理解。

對科學方法的質問

暫時考慮科學方法是基於一些通常被接受、但很少被談論的假定。（而且我們都知道訂定假設是多麼危險！）

1. 宇宙的物理法則將持續保持恆定。
2. 你能成功地重複實驗。
3. **實驗者的心理狀態不會影響他們的實驗。**

你在這本書中學習的技能，將明顯破壞上述第三項假定。而且你將學習並實作這些技能，促成你用愛及意念去影響外界的現實世界，因此強烈地建議，我們對物理學的理解也需要包含意識在內。我相信，如果不了解集中力量的愛所能造成的具體衝擊，我們將不會有統一場理論（unified field theory）。

所以讓我們開始學習吧！

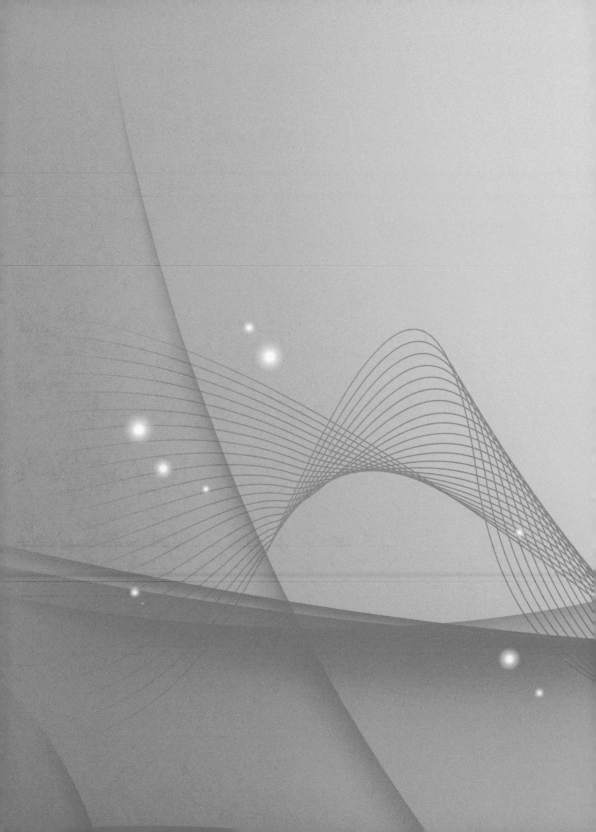

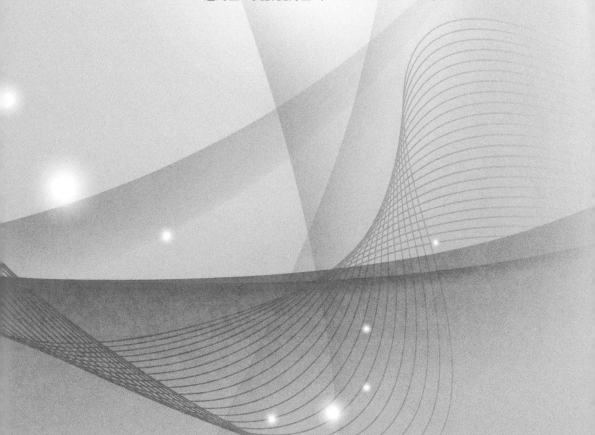

2
你內心的愛可以改變現實

因為一些愚蠢的理由，
我們已經把能量動力學排除在我們的醫學之外。
當我們不理睬能量時，我們將錯過99%的事實。

——詹姆士·奧薛曼博士（Dr. James Oschman）

這本書的主要目的是解放你，讓你更自由。如此，你的基本人格、生活上的可能性，將以令人驚奇的方式改變及開展。很少人眞的了解，他們眞的能運用意識，戲劇性地影響其他人。更明確地說，是使用他們的愛。當你發現能在遠處影響人們，這意味著你的愛是一個改變現實的眞正力量。然後，你必須問自己：「如果我能做到這個，還有什麼是可能的？我們能發展到哪裡？」

我的發現旅程

我的第一本書《你的療癒之手：極性治療經驗》（*Your Healing Hands: The Polarity Experience*），出版於一九七八年。當時我以爲已經發現如何使用流經每個人身體的自然生命力能量，去加速療癒的特別方法。但就在那本書付印前數個月，我有幸參加羅勃特（鮑伯）‧拉斯穆森（Robert (Bob) Rasmusson）的第一個公開研討會，那讓我知道我才剛開始而已。

鮑伯是一位非常穩重、安靜的六十歲男人，有著一種不可思議的能力，當他碰觸人們時，療癒會非常迅速地發生。在他眾多令人意想不到的療癒方法中，其中之一就是在你的眼前，骨骼自動地排列整齊。我看過他在整個房間的人們面前，在一位朋友身上示範，只是藉由輕輕的碰觸，我們全都看到她的脊柱側彎，在大約十五分鐘內變直了50％左右。如果說，我只感到吃驚而已，那眞是太輕描淡寫了。在研習會期間，我發現我與其他每個學員都能用輕觸來排列骨骼。

在往後的數年中，我會保證學習基本量子觸療的人，在課程第一天午餐前能排列骨骼，否則就退費。到目前爲止，都還沒有人要求退

費。

我變成了鮑伯的朋友和鄰居，並且做他的學徒。最後在他退休後，他要求我來接手。我改進了他的方法，在一九九九年，我出版了《量子觸療好簡單》一書，全世界現在有十七種語言版本。

這樣不符合事物可能性的感覺，我稱其為「生活震撼」的經驗。實際上，我看到自己嘗試否認雙眼所見，我的觀察深深地摧毀原有的信念。最後，我接受這些破壞性的觀察，進化我的信念，並且成長。多年來，我已有太多無以計數的愉快驚喜。

量子觸療最早帶給我的生活震撼，是發生在我家。一隻受到驚嚇的兔子被我逼到牆角，我抓住牠的背，牠不停地在發抖。但在我對牠使用量子觸療數分鐘後，兔子伸展開來，背仰躺，手腳張開，好像在海灘上曬太陽一樣。

有一次我拜訪了一位婦人，她的貓叫朱利思，數星期以來都非常嚴重的無精打采，獸醫花了一個月也無法了解問題出在哪兒。在大約十至十二分鐘的量子觸療團體療程後，朱利思自己站起來，伸了懶腰，然後走開。數分鐘之後，我拾起一根棍子，底端用繩子繫著貓玩具，和屋子裡的許多貓一起玩。令眾人驚訝的是，朱利思開始在貓群間跳躍並追逐玩具。牠是如此驚人地比其他八隻貓更加精力充沛，不斷地在空中跳躍，而其他貓就只是站在周圍觀望。

數星期之後，我在嚴重駝背及骨質疏鬆症的年老婦人身上示範量子觸療。在大約七十五分鐘後，她能直接站直，而且身高多了將近三十公分。她的女兒在那一刻進來房間，見到她的母親站著如同長高一截，突然放聲大哭起來。我是如此深深地被震撼，以至於我的腦中

響起一個宏亮的聲音說：「那並沒有發生！」我必須小心謹慎地審視當天所有的事件，以避免掉進否認的漩渦當中。

　　過去三十年來，我變得確信我教的這種療癒方法實際上有效，它不是像安慰劑一般的心理學機制。當我在執行時，超過90％的時間，並不需要任何口語暗示。因為它對嬰兒、動物及全身麻醉的人都有效，我必須假定它不是由於暗示或引導。此外，我從未教授任何需要信念或建議的方法。懷疑論者對接受或執行這種療癒工作是不受影響的，因為他們的信念並不會妨礙它的效用。

　　我在加州大學聖塔克魯茲分校男子籃球隊測試了量子觸療。在大約一百次持續約十分鐘的療癒，量子觸療平均減少50％的疼痛。所有過程、分析、圖形及報告，連同一封教練的信，都在量子觸療的網站（請上網搜尋：Quantum-Touch basketball）。

　　愛達瓦・華爾頓博士（Dr. Adara Walton, PhD）最近出版以量子觸療為基礎的論文。她得到的結論，在慢性骨骼肌肉疼痛的效果及速度方面，與我在籃球隊的相似。她在醫師的監督下，執行她的實驗。所有受試者皆戴上眼罩並聽音樂，每個受試者都接受一次實作接觸療程。其中一半的人是安慰劑療程，在此期間，她只在閱讀一本技術手冊；另一半的人就由她執行集中注意力於呼吸及身體覺察的量子觸療技術。她的結果與我在加州大學聖塔克魯茲分校相同：安慰劑組沒有得到效果，實際療程組則有極明顯的疼痛減輕（請上網搜尋：Quantum-Touch Adara study）。

　　基本量子觸療的效果，可能會是驚人地多面向且優越。你可閱讀在QuantumTouch.com網站的論壇上，由學生及量子觸療人員報告

的眾多故事。有時我帶錄影機到研習會，記錄學生的一些經驗。在
YouTube.com 我們的 QuantumTouch 頻道上，可以見到一部分精采的
影片：

- 一個女人被告知患有嚴重類風濕性關節炎，而且一年內會失明
  並要坐輪椅。現在她可以每次走路遛狗好幾公里。
  （YouTube 搜尋：Quantum-Touch healing rheumatoid arthritis）
- 一個女人因為劇痛的足跟骨刺及足底筋膜炎，幾乎需要坐輪
  椅。她用量子觸療，很快地變好了。
  （YouTube 搜尋：Quantum-Touch healing plantar fascitis）
- 醫生堅持做下肢截肢，再來是膝、腳踝及腳。但是後來變成不
  必動手術。
  （YouTube 搜尋：Quantum-Touch saving a leg twice）
- 一個女人因腳傷，導致向外變形。她在候診區對自己的身體做
  量子觸療後，腳弄直了，而且不需要手術矯正。
  （YouTube 搜尋：Quantum-Touch healing a broken leg）
- 當馬匹接受量子觸療的療程時，99% 都睡著了。
  （YouTube 搜尋：Quantum-Touch horses）
- 一個女人天生的殘缺，在她首次量子觸療第一天的課程中，就
  得到療癒了。
  （YouTube 搜尋：Quantum-Touch healing birth deformity）
- 嚴重的慢性坐骨神經痛被療癒了。
  （YouTube 搜尋：Quantum-Touch chronic sciatica）

● 幫助有畸形頭顱的嬰兒，量子觸療2講師金姆·盧丘（Kim Luchau）。

（YouTube搜尋：Quantum-Touch newborns with misshapen heads）

● 在數分鐘內幫助新生兒呼吸方面的問題，量子觸療2講師金姆·盧丘。（YouTube搜尋：Quantum-Touch healing newborns breathing problems）

● 他的女兒自己關門時壓到整個手，在數分鐘內完全療癒了。

（YouTube搜尋：Quantum-Touch healing a hand）

● 嚴重的肩傷在數分鐘內被療癒。

（YouTube搜尋：Quantum-Touch healing shoulder injury）

● 醫生告訴女兒，她的母親很快便會死。但是在接受量子觸療之後，母親逐漸好轉並且活下來了。

（YouTube搜尋：Quantum-Touch when the doctor says）

● 醫生說有許多壞潰瘍，療癒後很快就沒有潰瘍了。

（YouTube搜尋：Quantum-Touch ulcers）

● 從嚴重變色、發炎的腳趾骨折，在數小時內能跳舞。

（YouTube搜尋：Quantum-Touch broken toe no problemo）

● 幫助帕金森氏症。

（YouTube搜尋：Quantum-Touch helping Parkinson's）

● 一個母親在面對癌症時，不需要止痛藥。

（YouTube搜尋：Quantum Touch cancer pain relief）

◆◆◆◆◆◆◆◆◆◆◆◆◆◆◆◆◆◆◆

這些都不是精挑細選的故事。當我身處於一個房間，裡面都是已使用量子觸療一陣子的畢業生時，聽到諸如此類的故事是非常普通的。

對於許多人而言，這已是足夠的成功。但是我相信，雖然此療法已夠美好，但一定還有更進一步的……下一代。我想知道它可能是什麼。我教授並從事量子觸療超過三十年，常常自問：我們還能進展到何處？還有什麼其他的可能？我想要下一項發現，完全地引人注目，而不只是原來的延伸而已。

二○○九年的一項重大發現

在我與一些朋友的晚餐聚會後，他們要求我示範量子觸療，如何能夠輕易地只用輕輕的碰觸來調整骨盆水平。我的朋友布萊恩說：「我打賭你甚至能不碰觸也辦得到。」

這使我感到驚訝，因為我從未嘗試過。不過，更加讓我感到訝異的發現是，不知何故，我已經知道該如何執行了！幾秒鐘內，在未接觸之下，我目擊了完全排列水平的骨盆。無論如何，這給了我極大的啟示，而且我覺得必須強迫自己做更多測試。

在接下來幾個月期間，我感到非常興奮並測試此能力數千次。我每天會在許多人身上練習，在咖啡店、商店、派對……，任何我去的地方。而且我總是驚訝於它持續有效！它跟我是否有信心無關，它只有在我集中注意力時才有效。

因為許多理由，我最喜愛的測試是調整傾斜及扭轉的人體骨盆。一旦你知道如何做，很容易在幾秒鐘內測量骨盆及顱骨底（枕骨脊或

枕骨）的傾斜，這只需要一點指導及練習就能輕易地做到。尤其當一個人站著的時候，骨盆及枕骨不會自我調整到水平。一般來說都認為需要外力而且需躺下，才能調整、排列這些骨頭。

在所有的情況下，我絲毫不需要費力去說服人們相信我將要做的事會成功。我一般的說法是，「讓我試著來調整你的骨盆」或「讓我嘗試在沒有碰觸下調整你的骨盆」，而不是「這需要你接受並且相信才會成功」。

我的觀察是：

- 不管其他因素，我幾乎100%每次都能達成。
- 人們對我工作的懷疑，將毫不影響效果。
- 當我在一群醫師或整脊師面前示範時，我所經歷的自我懷疑不會影響我的工作能力，而且效果都使他們感到震撼。
- 其他合格的健康專業人士已經在很多的場合中，確認我的測量無誤。
- 如果我把重心集中在前面的骨盆，就只有前面會被調整，背面的骨盆也是如此。只有在我集中注意力的位置才會發生作用。
- 這些調整只能維持數天，之後便需要再次調整。〔以前是如此，直到我遇見了結構能量療法（Structural Energetic Therapy®，SET）的創始人唐・麥肯（Don McCann），他告訴我如何使用我的方法保持永久持續性的調整效果。更多相關內容請見第十九章。〕

　　小方面來說，是我突然能比原來快三至五倍的速度，在不碰觸下執行療癒。這種新能力提供了我以前從未有過的經驗或想像，在極度自由及輕鬆下執行療癒工作。經過實驗，我發現它的應用似乎無窮，所有我在基礎量子觸療能做的，現在都可以用更快速、更簡單又不碰觸的方式達成！

　　大格局來講，是我偶然發現「一個新的人類作業系統」（這是我的朋友暨此書共同作者克里斯·杜菲德的見解）。它已形成一個人類在這世界行為及做事的新準則，能遠遠地擴張到超出我們之前的限制。它形成一個定義人類意涵的新方法──那就是新人類。

　　在科學及社會中，有一項普遍假定，那就是：人們不能用想法及意識去影響外部的世界。懷疑論者喜歡嘲弄那種「人們的內心運作就會影響世界」的想法，他們稱此為「不可思議的想法」，並且排斥任何其他所謂有夠愚蠢的念頭。

　　可是當我們學習使用量子觸療時（特別是沒有碰觸），它挑戰我們的傲慢唯物論的世界視野。我們的愛及意識是否能對外界現實產生衝擊呢？現在我們知道這令人驚訝的答案是，「是的。」

　　就像這個發現令我驚訝一樣，我再次發現它才正要開始而已。

另一個驚人的突破

　　二〇一一年五月十九日，我是「聰明生活論壇」（Smart Life Forum）每月會議上的主要演講者，這是位於舊金山灣區一個致力於健康、長壽的團體。在克里斯介紹我之後，我察覺大約有一百位專注聆聽的聽眾，我談論量子觸療及我如何開始發展它，包括我新發現的

不需碰觸的方法。像往常一樣，我描述一些諸如它如何影響人類，譬如挑戰物理、化學、生物學等其他每件事物的主要規範。

最後是示範時間。我開始重複地示範，我能在不碰觸下調整骨盆來滿足聽眾。

然後我覺得我應該可以試試這個實驗：「現在，我想要試著同時調整房間裡的每個人。如果你想要參加，請站起來。」幾乎所有人都站起來並說：「好耶！」

在我開始之前，我很快地測量前排七或八個人的骨盆排列，他們全都有不同程度的歪斜。然後我站著大約二十秒，閉上我的眼睛，在整組人身上運作。我馬上再次測量前排人的骨盆排列，並發覺現在是水平的。群眾興奮地低語。演講結束後，許多其他聽眾，包括一些坐在後排者，告訴我，在那短短的療程中，他們感覺到自己的姿勢有所變化，或者經歷了各種不同的療癒。

這是我第一次在一群人身上同時使用這個技術，即便我認為它可能會成功，我仍然感到某種驚嚇。現在我相信每個人經過量子觸療的訓練後，都能做相同的事。一些量子觸療2教師，現在正在公眾的演講上做著相同的示範。而且我們已經把整個技術放在本書第十六章，讓你自己試一試。

在行人徒步區的試驗

在此之後，我見到此技術如何在簡單得近乎荒謬的情形下，產生廣泛多樣性的快速效果。二○一一年七月，我決定在一個有趣、人多的場地──聖莫尼卡第三街行人徒步區，拍攝關於量子觸療工作的影

片。那裡正舉辦一個健康展覽會，因此，我認為會有更多人對嘗試量子觸療感興趣。我找了許多人，問他們是否有疼痛；如果有，就問他們是否會想要讓我來處理，而我給那些想要嘗試的人一至三分鐘的不碰觸量子觸療療程。一些人有慢性疼痛，其他人則受苦於疾病或傷害。我看見每個人都有明顯降低痛苦的結果。我的影片中沒有剪接或刪掉任何人。唯一沒出現在影片上的人，是因為他只要療程，但不想被拍攝。（YouTube 搜尋：Quantum-Touch Dr. Oz and my world）

　　歡迎來到我的世界！量子觸療是如此完好且前後一致，當它成功時，我不再感到驚訝了；取而代之的是，我只在它罕見地運作不成功的場合時，才會感到意外。

在一個意識科學會議上的對話

　　二〇一〇年，我與我的朋友暨本書共同作者克里斯・杜菲德在土桑的一個國際意識討論會，會議上充滿對腦功能及意識的祕密感興趣的科學家及哲學家。我想可能有許多人會對我的工作感興趣，所以我熱切地想和他們見面。

　　在一個海報展示會的晚上，我站在走道上，手中握著一幅克里斯和我做的大標示牌，上面寫著：「意識影響物質：免費示範」。

　　一位懷疑論的科學家雙手交叉於胸前，靠近我問：「好吧，你這裡有什麼？」

　　我說：「我要試著不碰觸你，來調整你的姿勢；而且我僅僅在療程前、後測量你，看看它是否會成功。」他蔑視地說：「那是不可能的。」

　　我微笑著說：「這樣更好！保持那個想法。讓它給我更大的挑戰，你何不也鎖定你的骨盆。」

　　我測量了並且告訴他，他是我所見過最歪斜的。他鎖定他的骨盆。我站立在離他大約一公尺遠之處，關注集中能量大約十秒之久，然後再次測量。

　　我告訴他：「感覺如何？你的骨盆現在完全水平了！」

　　他想了一會兒，然後高傲嘲弄地說：「那是理所當然！你對我使用了反向心理學。」

　　我微笑道：「很好，那是一個有趣的假設。你覺得自己是一位實證主義科學家，或是一位以信仰為基礎的科學家？」

　　他輕蔑地說：「當然是實證主義。」我說：「那好，何不測試你的假設，看我重複這個療程五至十次，看看我是否正在使用反向心理學。」

　　他沉默地站著，然後說：「嘿，如果我讓自己相信剛剛所發生的事，那麼所有我知道有關科學的每件事物，都會像用紙牌搭成的房子般崩毀。」

　　我回應：「嗯！作為一位實證主義的科學家，你不想讓這些卡片落在它們決定的地方嗎？」他深思後說：「不是今天！」然後就走開了。

　　當你從這本書中學習及練習這些技術，並且開始展示意識能影響外界的現實，許多你遇到的人，可能會採取敵意或防禦的態度。不要害怕在懷疑者身上嘗試，只需了解他們的反應不是針對你，而是關於他們自己及他們的限制意識。他們通常相信他們的態度將阻擋暗示的

力量。（這聽起來就像不可思議的想法一樣！）但是他們對該如何阻擋能量是毫無線索的，而且他們也無法阻擋。最常被提起的比喻是：人們撐起打開的傘，非常有信心地認爲不會被雨淋濕，殊不知水已淹到頸部了。

因此，我確實需要警告你，當你學習使用這些技能，你的生活將會變得更好。它將改變於好的面向上，帶給你們更多的自由及能力。就像我一樣，你自己的生活震撼經驗將挑戰你的信念，並且打開你的心胸。這個世界將爲你變成一個更加有趣的地方。

讓我們開始著手進行。

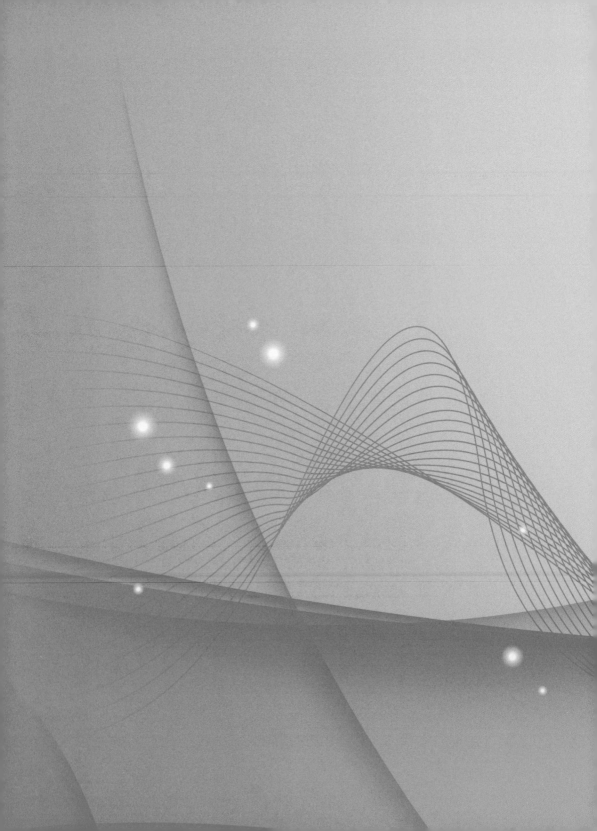

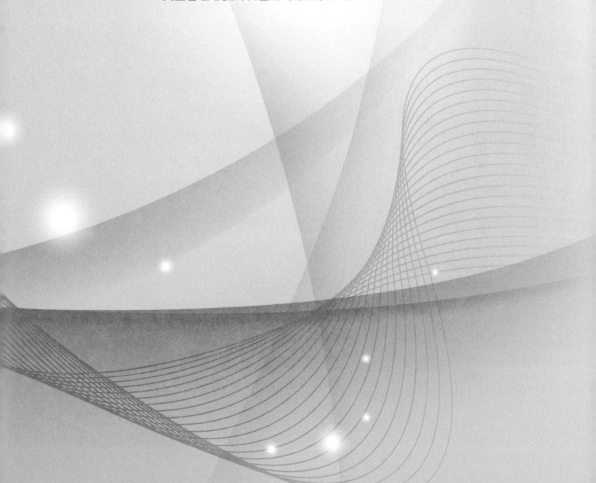

3
共振原理、生命力及量子觸療

我想接下來的十年，

療癒能量將是醫學上最大的開拓領域。

——美國著名心臟外科醫師　奧茲博士（Dr. Mehmet Oz）

一切從愛開始

療癒工作的一切都圍繞著愛，療癒師要保持愛的場域振動。為了闡明我所言，當我說「愛」，這不只是親子、夫妻、男女之間的愛情，我所說的「愛」是更基本的形式，是一種更深沉且內在的愛。

當你看到小孩子們在玩耍時，他們總是喊著，「看我！」無論你是從小孩的觀點或是任何其他文化觀點，無論你是否能說他們的語言，光是看著他們，再加上你的關注，就能自動讓她或他感受到「愛」的存在。我稱此為超越文化、群體結構的愛，這與你的背景、種族、宗教、政治與其他信念都無關。量子觸療關注現在，那是你本質的表現。

同時，我稱此為起始的愛（preconditional love）。既然我認為大眾的本質都是由此愛的結構所產生，你相信與否，已不重要。因為你就是愛的本質所成就的產物，你的情緒也不會改變它的輸出。你的原始基礎本能，最基本的能量也就是愛。就像石頭就是石頭，不會更硬；水就是水，不會更濕。我們不需要去獲得更多這些本質的愛。不過，我們倒是可以努力去發掘並了解這些愛有多少。

基本量子觸療技術

在你學習本書第二級量子觸療技巧之前，你至少需要一些基本（第一級）量子觸療的經驗。這正是本章節的重點。閱讀本章及一些簡單的量子觸療1練習，將幫助你成功學習量子觸療2。

此外，我強烈建議你多去學習基本量子觸療的理論及技巧，這將會增進你對量子觸療2的見解及增強技巧的成效。量子觸療1和量

子觸療2的技巧，本來就是相輔相成。學習量子觸療1有三個管道：
一、閱讀《量子觸療好簡單！》；二、QuantumTouch.com網站的線
上學習課程；三、由合格量子觸療講師所舉辦的研習會。

生命能量、共振原理及身體智能

我們在量子觸療1及量子觸療2中學習聚焦並加強生命能量。
這種神祕的能量，在中國稱為「氣」，日本稱為「気」，印度稱為
「Prana」。在這些文化中認為，生命體中充滿這些活生生的能量，而
西方學者卻大多忽略或嘲笑這件事。不過在此這無關緊要，因為我們
練習量子觸療的技巧，感受這種能量，並看到美好的療癒成果。

量子觸療的療癒方法是合併呼吸及身體覺知的技巧。我們的工作
模式就是提高療癒師的振動或能量位階，間接地讓接受者來配合。療
癒師一方面維持強力能量圈，並將手放在需要療癒的身體部位，接受
者則配合地提高他的能量，如此一來，大多數的症狀就能快速緩解或
消除。

這樣的共振效應不是因為安慰劑效果，而是當物體在不同頻率振
動時，都會傾向去配合彼此並同頻化。這可見於示波儀、鐘擺、蟋蟀
叫聲、螢火蟲亮光的明滅。

我們喜歡定義「療癒者」是自己生病，然後痊癒；一個「偉大的
療癒者」是生了大病而能快速痊癒。我們說療癒者並不是真的療癒他
人，而是提供療癒的能量及訊息供他人使用，進而加速他們的恢復。
因此，我們說，「所有的治療都是自我療癒。」

發展身體意識的技能

　　大多數人都認爲以下的練習很簡單，少數人可能覺得有困難。即便有挫折感，只要持續練習，不要擔心學不會。

練習1 >　感覺你的手指

　　1. 舉一根手指在你的面前，集中並加強專注力，花兩分鐘儘量感覺手指的存在。

　　2. 感覺皮膚如何包裹住你的手指。試著感覺手指的血液循環，指甲與手指的聯繫。試著感覺指甲下的空間。祕訣是運用專注力徹底地去感覺整根手指。

　　手指上產生的任何感覺都可以。即使沒有感覺也無妨，因爲將專注力集中在手指的練習，將能協助我們發展以身體意識引導生命力的技巧。

練習2 >　感覺你的全身

　　試著用你的意念掃描全身，從腳到頭頂，再經肩膀、手臂傳入手掌後發出（見右圖）。

　　首先學習如何感知你的腳。由你自己或朋友，輕拂你的腳一秒鐘，完畢後，用你的意念在心中去重現那個感覺。

　　接著往上移到小腿，由下往上輕拂小腿表面（約三十公分），同樣用意念去重現剛才的感覺。如此，把輕拂動作及重現的感覺往上移動經過身體到頭頂，再經肩膀、手臂傳到手掌。這個練習能協助你學習直接用意念即可重現全身的拂觸感。

就本書而論，你無須嫻熟以上技術，但至少要能獲得以意念關注身體時所產生感覺的經驗。如果做得好，感覺將非常愉快；若做得不完美，也別煩惱。如果執行上有困難❶，就把意念及身體感覺導向其他位置。

有些人從來就無法發展身體意識感覺的能力，但這並不影響你在量子觸療上的成功。只要盡全力把意念感覺傳遍身體即可。

練習3 > 呼吸

有意念的呼吸，能夠加強生命能量。在使用量子觸療時，呼吸是比平常深一些。4×4呼吸是個簡單的開始❷。在療程中，全程保持深呼吸，但是不要過度及呼吸過速，以免造成頭暈或頭痛❸。現在可以練習幾分鐘。

有意念的呼吸將維持你的超高能量，讓你不被對象的低能量振動拖累，反而降低自己去配合他。整個療程都感到愉快，並且無能量耗竭感。

產生身體知覺的
掃描全身模式

譯註：
❶ 先天或後天缺少某些肢體。
❷ 心中默數，吸氣4拍，吐氣4拍。
❸ 避免產生過度換氣症候群。

綜合以上練習的實作

練習掃遍全身的身體意識及感覺（請見上頁圖），用4拍深吸氣由腳經身體到頭，4拍深吐氣由頭經肩、臂到手掌。

手會開始感覺溫暖及針麻感，這是好事！

在療癒的過程中，持續以上的動作，加強療癒的生命能量，並將手放在對象疼痛、不舒服、疾病或受傷的位置。

這就是我們在基礎量子觸療1中，運用能量的實作療癒。在下一章，我們將把這些簡單的身體覺知及呼吸技巧，運用在新的方法上，將會得到非常驚奇的效果。

> 請記得，永遠將呼吸及身體覺知連結在一起，這是量子觸療1及量子觸療2的重要祕訣。

不僅呼吸能增強能量，愛也可以。所以，請盡你所能地去感受到愛、感激、快樂及任何正向的情緒。

在下一章，在研習量子觸療2技巧時，我會教你運行能量的新方法。不過，在此之前，練習喚起你全身的生命能量也是不錯的收穫。

當你在執行療癒的過程中，非常重要的是對療程有信心。在療程中，會有罕見的短暫疼痛或灼熱症狀發生，這些都是療癒過程的一部分。

生命能量用以加速療癒的方式，其智慧及複雜度，都遠超過我們的概念及了解。

在療程中，生命能量遵照身體的自然智慧來療癒身體，有時疼痛

會從一處跳到另外一處。請遵照「追隨疼痛」的簡單原則，將你的手移到新的不舒服點，繼續療癒即可。

請把在此章中學到的技巧，至少練習三十分鐘。在那之後，請和我進入第四章，我將說明量子觸療2的基本技術。

貼心小叮嚀

為了幫助你成功地使用量子觸療2，我已經在這個章節提供一些必要的量子觸療1資料及練習。這些資料已經完備齊全了，不過，我非常鼓勵你盡可能學習更多的量子觸療1，可藉由閱讀我的《量子觸療好簡單！》，及（或）藉由在QuantumTouch.com的線上課程或講師的實際課程。量子觸療1及量子觸療2能在許多情形下同時良好地運作。一個短的量子觸療2療程是很容易的，但是長時間的量子觸療2療程可會挑戰你維持專注及想像的能力。相反地，動手操作的量子觸療1並同時執行量子觸療2，比較容易維持長時間的專注。舉例來說，當你正在使用量子觸療1碰觸療癒某人的頸或肩時，你可同時使用量子觸療2，作用在他們的腳、下背、器官、腦等；且在使用量子觸療2時，若兩人當時都在同一地點，加上量子觸療1的輕觸，能增加較深的療癒連結。許多療癒者及客戶都偏愛它。

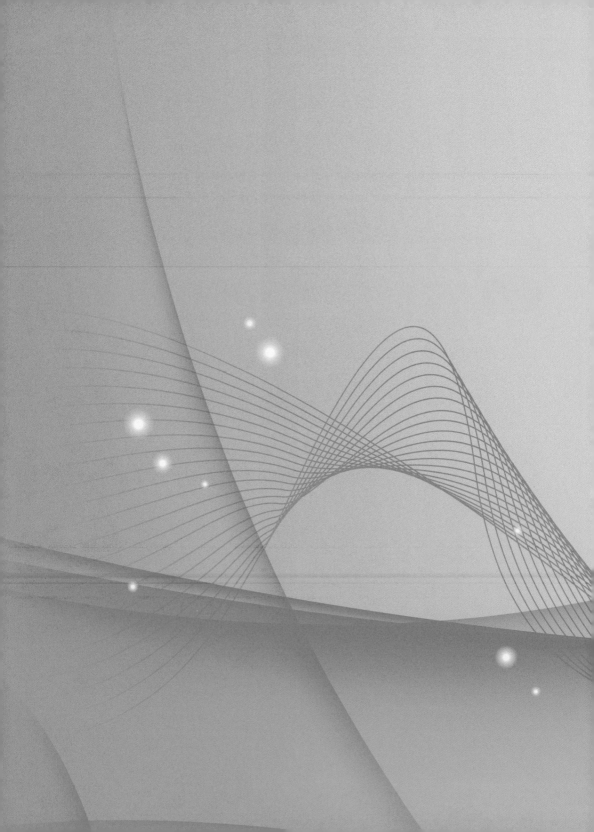

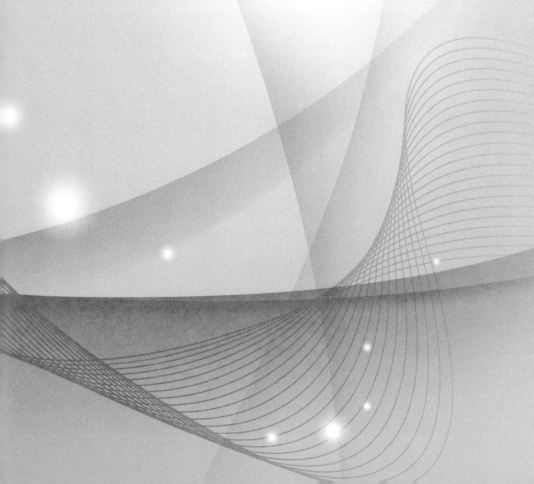

4
啓動你的心能量

療癒的中心，就來自心中。

——理查・葛登

自發的療癒

　　人類與生俱來就存有現代科技無法解釋、如奇蹟般的自發性療癒自己及他人的能力。如果真的發生時，對於大多數人來說是他們生命的亮點，在經歷了無比的驚喜後，牢記著困惑與敬畏。

　　社會上有極少數的兒童或成人具備自發的療癒能力，對他們來說，不尋常的瞬間癒合是家常便飯。只有少數人聽說過他們，更少數的人相信所聽到的事蹟，再更少數的人體驗過他們療癒的效果。而且大多數天生的療癒師很難去解釋或教授他們的技能。

　　在每一種文化裡，有著零散的天生療癒師自然療癒的故事。醫生、科學家及官員要不是忽略他們（視為不相關），否決他們（視為不可能），就是排斥他們（視為非正統或無利可圖），或者搔頭想著到底發生了什麼事。在日常生活中，自發的療癒不會常常出現；但倘若它真的發生了，那是如何發生的？為什麼會發生？如果我們了解其中道理，或許我們可以常常幫助更多的人。

　　隨著量子觸療2，我們可能發現了自癒能力的本質。隨著量子觸療2，我們現在有辦法隨時隨地直接使用這些強力、有效的療癒能力。我們希望隨著量子觸療2，將稀少的自然療癒奇蹟，轉換成可以在日常生活中使用的實用技能。這些技能簡單且容易，幾乎任何人都可以學習，並且很快就可開始使用它們，達到讓大多數人從來不曾想像到的結果。只要一點點練習，量子觸療2能改變目前的常態：我們不會因療癒發生而感到意外，反而是當它沒有發生時，才會讓我們感到驚訝。

　　顯而易見地，這些新人類能力的祕密，幾乎是與生俱來的。這些

非凡的能力，只需要被認知及喚醒。由於大多數醫生、科學家都不注重這樣的問題，這個事實就被忽略了。然而，許多人即便不理解為何如此，卻都曾在生命中的某個時刻，偶然自發地發現了這個強大的境界。令人驚訝的是，我們一直以來都已具備這些能力，但因缺乏了解、使用或關注，使得它們仍然蟄伏著。讓我們來探討這個境界，在這一章結束之前，你就能學習如何發現及運用自身內在的能力！

數年來，在無以計數的對談中，他們告訴我各種無法被反駁的故事版本。雖然他們來自各式各樣的背景，然而，他們卻有非常明顯的相似經驗。

故事通常像這樣：一位親愛的朋友或親戚生重病或者受傷，關心他的人極想要幫忙。雖然沒有知識或經驗，但當他們把手放在朋友身上，然後，瞧！一個療癒奇蹟發生了！然而，下回，當這個人再度嘗試協助同樣的療癒，卻只發現些微的成效，或甚至沒事發生，並可能覺得筋疲力盡。他們會覺得氣餒，並放棄進一步的實驗。

在這個章節中，我們會解開這個自然加速療癒的謎團，教你該如何取得足以成功的必要能量。更進一步，你將不必身處危機，不用被全盤啓發，不需天賦異稟，甚至不用靠近人，就能得到效果。

不可思議的心能量

在我的書《量子觸療好簡單！》中，我寫道：「療癒的中心，就來自心中。」坦白說，當時我不知道這是多麼地真實。我無意中發現了量子觸療下一步的精髓——心，真的是療癒的中心！

讓我們審視這些看似奇蹟般的自發療癒經驗。反覆出現的主題

是，療癒者感到排山倒海的慈悲心，常常拚命地想減輕心愛之人的痛苦。個人的愛往往在其中。但即便不是這樣，他們都能夠感受到深切的感激、靈感、內心平靜或靈性的聯繫。想像一個母親為了救她的孩子而必須抬起一輛汽車，如此急於改變現實規則的意願，你就會對這種想要產生強大變化的意念所可促成的療癒，有些了解了。

我們在前面的章節中已經看到，我們可以經由整個身體的覺知及呼吸來提高生命力的能量，然後以雙手和意念導引它來療癒。

但還有另一種方法。在量子觸療2，稱之為「心能量」，這是在心的區域感受到身體的覺知及愛，在胸膛中心感受到愛的能量，有時溫暖或震顫，深刻又活力充沛。我們加強它並與呼吸連結，然後以意念導引它來療癒。在量子觸療2中，使用雙手是非必要的。碰觸的動作是不需要的。我們發現，距離無關緊要。

在量子觸療2中，使用心能量及愛，用呼吸加強它，用意念集中它，如果能汲取足夠的愛與意念，即可完成超越現實邏輯的事物。

什麼是心能量？人們總想用心臟的機械性質來解釋，如心電圖或心律變異性。這些特性也許和某些療癒有關，但是如果要去尋找真正神奇的療癒效果，就需要心能量的強力療效，那是無法用這些物質心臟、機械、電磁波來解釋的。

另一個證明電磁效應在此無法解釋的原因是，施予者及接受者之間的距離遠近與效果毫無關係。光能或是電磁波，隨著距離長度的平方值成反比遞減。比方說，光源與物體間距離5英尺（5×5＝25），是2倍距離或10英尺（10×10＝100）的4倍照度，是32倍距離或160英尺（160×160＝25,600）的近1000倍照度。倘若就如上述，距

離是如此重要，你就會想要把手儘量貼近接受者，而且遠距療癒也就變得毫無可能。然而這在量子觸療2並不是如此，因為距離一點關係也沒有。

再重申一次，什麼是心能量？老實說，我們也不知道它到底是什麼。但是可以感受它如同身體覺知，能表現它的實際運作。當我們能在短短一刻中停止懷疑，並當真地加強心能量且傳送到外界來，常常都會有成效表現出來。在一開始，這真的很令人震驚。但當它融入我們的生活後，將成為我們的新常態。

實際上，電力也是同樣的情況。即使是最偉大的物理學者也不知道一個電子長什麼樣子，或是它為何存在。但是我們能測量電子的效應，並建立工作模型去了解它，將它實際運用在日常生活的許多事物上。在發現電力初期，人們驚訝於它的一切。在今日，我們已把電力的驚人功能及日常運用視為理所當然。

所以，現在讓我們學習如何感覺、加強及使用心能量。

啓動「心能量」的療癒練習

我已經把這些練習分解成各個小單元，以便讀者能輕鬆了解並學習各項必要技術。一旦各位了解適當方法，使用並導引心能量，實際上是簡單且不複雜的，它很快就能自動運作，就像走路、騎自行車或是駕駛汽車一樣。

練習 1 ▶ **建構你的心能量**

開始就先做幾次全身掃描，方式如同前一章所述，盡可能感受到

越多的能量越好。

　　把注意力集中到你的心，亦即你的心區。這指的不是那顆在母親子宮裡就開始跳動的心臟，而是心與其連結的周圍，位於胸膛的中心。如果用脈輪系統來說，就是第四脈輪。注意意念所產生的身體感覺，盡你所能地越深入、越完整越好。

　　接下來，當你把意念帶入心中時，也同時帶進你的愛，同樣地去感受愛的身體感覺。再次盡你所能地去強化在心中的這種實質身體感受。

　　所有的情緒都會產生身體的感官覺知，這也是情緒經驗的表現。情緒的感覺最常出現在喉頭，並往身體下方延伸。在這裡，我們注重在心區的愛之感受。

　　你可以加入對某些喜愛事物或人的感受及經驗，可以是對小孩、父母、地點、寵物，或是任何你真正喜歡的人或事，完全地深潛到心中去感受這個愛，把感激、啟發及鍾愛化成心中的實際身體感受。

　　將呼吸的進出連結至心中。

　　讓愛的能量完完全全充滿心中。

　　讓愛的本質存在你的心中。自身也存在於心中。

　　將能量的運行從前胸到後背再回返，從上往下再回返，從一側到另一側再回返……

　　如果你想要，你可以順或逆時針方向旋轉能量，也可以是其他不同方向、不同速度。

　　感覺愛的能量向各個方向溫柔地散射出來，臣服於你的愛，並感受愛的深度。

讓心能量擴張，使它越來越大，如一個場域般擴展，可達成全身的尺寸，再擴大至充滿房間，然後再繼續擴張下去。

感覺能量從心中發送，包裹全身，再向四面八方放射出去。

不斷地讓愛的呼吸充滿心中空間，繼續充滿，繼續不斷……

練習2 ▶ 連結呼吸及心能量

接下來，將呼吸及胸膛內的感覺做更直接的連結。想像呼吸進入你的心中。在心中建立強大能量團的影像。請記得，能量會跟隨意念的導引。加上一個把能量從腳底導向頭頂的全身掃描，將單手或雙手放在心胸上，把能量由手中湧出傳回心中。

現在打開你的心胸，站或坐並挺直脊椎（請不要彎腰駝背）。放鬆肩膀。在你放下肩膀的同時，深吸氣並感覺胸部肌肉放鬆。

感覺能量從心中向各個方向出發、擴張，讓愛的呼吸充滿你的心中。你可以練習在日常生活或言談中，保持這樣的感覺。

當你每天練習時，請留意人們及動物對你的反應，注意周遭生活的運行如何有所改變，觀察你對外界事物感知及觀點的轉變。

練習3 ▶ 調整胸骨以開放心胸

當你把胸廓前後挪移時，即可微調胸骨。你把雙肩向後移，就能強迫胸廓稍微前移，胸骨稍微上翹，這樣會激發一種具備開放心胸的態度。如果你把肩胛向後移得太多，反而會給人趾高氣揚的觀感，所以適度就好。把雙肩稍微向前移，就能把胸廓收回，胸骨稍微下收，你會發現這樣能促進親密的交談。雖然在運轉心能量時，這不是必要

項目，倘若你能稍微後收肩膀，上移胸廓，這樣能幫助你加深心胸開放的感覺，以及更有信心地表達你的意願。

練習4 ＞　心連心練習

在我的量子觸療2研習會中，我會讓眾人兩兩配對，做一個簡單的幾分鐘（四至十分鐘）練習來放大並體驗心能量。

如果你正和別人一起學習量子觸療2，彼此面對面，保持一個正常的社交距離。在美國，這是約90公分至1.5公尺的距離。如果你有一個計時器，設定後即可開始。

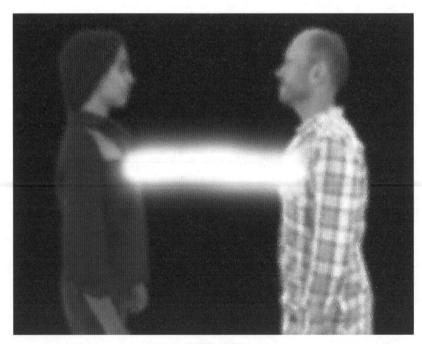

心連心練習

同時稍微上傾你的胸骨以便打開心區，感受你的心能量，用呼吸放大它，並用意念及睜開眼凝視，投向對方的心區，亦即他們的胸骨，位於胸膛的上部中心。這就形成了一個正向回饋循環，其中一個人的心能量放大對方的，然後再反向循環回來。如此一來，心能量真的就激發起來了！這可以是一個非常深刻的體會，幾乎每個人都可以感受到這一點。

如果你和其他人相隔千里，試試透過像 Skype 之類的影像聊天軟體，它仍然可以成功運作。

如果你是獨自學習量子觸療 2，可以在鏡子前面做這個練習。發送心能量，通過你的目光導向鏡中自己的心區部位。

在每場量子觸療 2 研習會，這個練習都是一個戲劇性的轉折點。在那一刻，心能量變成一個非常實際的經驗，不再只是文字或想法。在這個練習之前，人們感到有興趣並懷著希望；在這個練習之後，他們感到非常興奮，更想要如火如荼地學習，並期待能繼續經驗更多。

設定你的意念

現在，你已經收集了所有的心能量，你想要用它來做什麼呢？事實上，在你發動心能量之前，你通常已決定第一個要運用的目標。當然，除非你已經不斷地在發動狀態！也許有人請你幫忙療癒，或者，也許你看到世上某事物是你想要療癒或改善的。從一些小規模的項目開始，有助於為你建立技能及信心。也許你會想幫助別人療癒姿勢、頭痛、肌肉痠痛，或者其他一些急性疼痛或不適。

決定你想做的。你想發生什麼？何時？何處？何人？也許甚至為

何？但你並不需要問如何？因為身體和宇宙的智能會處理，包括你可能需要摸索或忘記設定的所有細節。你可以具象化你想要什麼，或者用口說，或是想著它。當你學習用眼睛看著他人，看著他們身體歪斜、不適的部位，這通常是有幫助的。僅僅凝視，即可表達療癒的意念。

在心理與生理上，聚焦你的意念。但是放輕鬆，因為不是你意念的強度，而是心能量的強度在做所有的事。

設定意念的當刻很類似於你決定移動你的手臂，但是在你實際移動前的那一瞬間。神經科學告訴我們，那一刻有很多事在大腦中運作。一些神經迴路揣摩出你的手臂的空間位置，另一些決定你要移到哪裡，其他的則在弄清楚任何空間障礙，此外還有一些計畫及排練的動作。在接下來的時刻，更多的神經迴路將執行及監督動作的完成。但所有這些複雜的運作都是潛意識的，而且你不需要了解它。你只要決定移動手臂，手臂就會動。當你是嬰兒時，移動你的手臂是一個新鮮又具有挑戰性的工作，但現在它是如此地自動，你甚至不會注意到它。

同樣地，當你為了使用心能量療癒而設定意念時，大概也有很多複雜的工作在你的身體「檯面下」運作，譬如你的大腦、心智、心靈；以及你朋友的身體、大腦、心智、心靈，和整個內在及外在的現實。但是，正如移動你的手臂，你不需要知道這些複雜性及機制。你只需在設定你的意念時，與心能量及呼吸進行連結，奇妙的事情就非常可能會發生。經過一些練習，就和移動你的手臂一般，這將變得容易且自動。

好，現在你準備就緒了。

練習5 ▶ **綜合性練習**

現在，你有所有的原料，是將它們結合起來的時候了。

首先，決定你的療癒目標，彼此互相輪流練習。如果你是獨自學習，你可以看著鏡中的自己，練習緩解疼痛或不適，或只是感覺更多的能量。對於第一次體驗，每次以五至十分鐘來練習以下的步驟，是比較合適的。如果你有一個計時器，設定好並開始。

轉移注意力到你的心，盡你所能地把更多的身體感覺帶到你的心區，並和你感受愛、喜歡、靈感及（或）感恩的能力結合起來。將這種感覺連結到你的呼吸，並用呼吸增強它。當我的注意力在存取喜歡、和平、愛、甚至幸福時，我常常像感覺到心區有實體的光芒。許多人喜歡使用我在第一本量子觸療書中所教的「你的最愛」技巧。你只需連結到某人或某件你喜歡的事物即可。

最後，當繼續產生心的感覺和能量時，用呼吸增強，用意念導引，再張開眼注視你想發送之處。隨著每次呼吸，特別是每次吐氣，用集中的意念從心送出能量到任何希望之處，做任何你想做的事情。連續幾秒鐘，或幾分鐘，或任何需要的時間，直到看到結果為止，或是覺得現在已暫時完成。只要感覺有需要就可重複。

以上就是量子觸療2的核心精華。

事後詢問：「發生了什麼事？」「在這當中，你有何感覺？」「你現在感覺如何？」通常我們聽到的答案是：「是的！」「真的很好！」「太好了！」

再複習一次，以下是三個步驟的簡短版：

● 在你的心區產生並感受強烈的愛──心能量。

●用呼吸連結並增強這種心能量的感覺。

●用意念引導心能量，尤其是每次吐氣時，送往需要作用和療癒的地方。

只要一些練習，這三個步驟將成為一個簡單、流暢的過程，不需記憶或思考。就如同移動手臂，這將成為一種能在片刻通知下，無論何時何地，想到或需要就能做的技能。

睜開眼睛可以保持專注

很多人喜歡閉上眼睛做各種能量的工作。如果你閉上眼睛，我請你想像牆上的一點，你應該可以做得到，因為它是一個相對簡單的任務。但過了幾分鐘後，頭腦往往會感到疑惑，視野會改變，最終很可能會完全分心，甚至睡著了。但是，如果我請你睜開眼盯著牆壁上的一點，你完全能做到，並保持專注，而且只要你願意，多久都可以。眼睛有保持專注的能力。內心之眼可以有非常好的想像力，但它會漂移。所以，直到本書後面，學習額外的想像具象化技術（visualization technique）之前，請睜開眼睛，並將目光專注於任何想要施行療癒的目標。

請注意！你不是用眼睛發出能量。你的目光只是單純當作心能量的瞄準系統。在眼睛張開時，用意念來集中注意力。即使要作用在身體內部時，你可以專注於該區身體外部的一點，然後想像裡面的狀況。

把愛帶到想療癒的區域，讓能量和愛從心流向眼睛瞄準的區域。意識到你的意念，將療癒的能量帶到正在注視的區域。只需使用意志

和意念，通過目光來瞄準，把心中產生的愛帶到想療癒的區域。

你不是在努力控制結果。你不能直接療癒別人，就如同你不能直接消化他們剛吃下的午餐一樣。量子觸療2的工作模式是：你建立能量場定位到對象身上，然後他們的身體建立共振，這樣就可以療癒。

從心輸出聚焦的意念，是我的第一本書《量子觸療好簡單！》中教的「共振放大」（amplified resonance）技術的更新版本。你從心發送愛和能量，當對象的身體準備好接收時，所有可能的療癒就會發生。有時，療癒不會在我們理想的計畫時間內發生。請放開對結果的執著，就只是送出你的愛。人體和宇宙會各取其所需。

實際運作：沒有碰觸就對齊骨骼

我經常談論運用量子觸療2對齊骨骼結構。這未必是最有趣或最有應用價值的，但它有三個重要的特點。當你這樣做，這是肉眼可見或可用手觸摸測量的，沒有人能偽裝，而且它近乎100%成功。人們常常僅是接受暗示的影響，就說痛苦降低了。然而，人們扭曲的骨盆，並沒有自發地調整自己的能力，尤其是當他們站著時。

如果你還沒有看過這一點，你可能會驚訝地得知，大多數人的髖部是歪斜的，骨盆是扭曲的。目前還不清楚為何如此的原因，但這是生理、按摩、整脊、骨病等領域的常識。通常左髂骨是前方高，右髂骨則是後方高。整脊師告訴我，人站著時，骨盆不可能自我調整。當整脊師調整骨盆時，人必須側躺，同時對兩個方向施力，往往伴隨著一個嘎吱的聲音。

用量子觸療2移動髖部，只需五至十秒，對彼此而言，這是驗證

這項工作效果快速、簡便的方法。即使你的對象抱著懷疑、甚至敵意的態度，也不干擾這項工作的成效。調整髖部是你的意識和愛在影響外在物質世界的堅實鐵證。

練習6 > 調整背側髖部

　　找一個人來練習。首先測量髖部水平。測量時，站在對象的背後，單膝跪著，注視他們的髖部。確保你的眼睛是在髖部的高度。將你的手指放在兩側髖骨（實際上是髂骨脊）的頂部，同時均勻雙側下壓。注意一側是否比另一側高，而且高多少。對大多數人來說，右髖在背側是比較高的。有些人差別很大，很容易測量，但另一些人可能則較具挑戰性。如果你沒有測量經驗，在差異非常明顯的人身上嘗試，可以讓你確定它的成效。

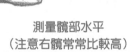

測量髖部水平
（注意右髖常常比較高）

　　現在，你已經完成了測量。如果你是單膝下跪，你可以重新站起來。掃描全身能量，把所有覺察灌入胸部的心輪。盡可能在心區產生能量體感深深連結愛、感恩、喜歡。當你覺得已完成連結，用眼睛注視，從心發送能量到髖部。意想高髖部正在下降，而低髖部在往上走。對於一些人來說，想像你的手正放在對象的髖部上是有幫助的，但這通常沒有必要。使用你的呼吸、意念、想像和愛。執行約十五至二十秒。（通常心能量只需要約五秒鐘

就能完成，但因爲你才剛開始，因此沒有必要著急。）

你可以想像，「我想要這一側往下，另一邊往上。」如果你專注於髖部背側，髖部背側便會移動；如果你專注於髖部前側（見練習7），髖部前側將會移動。稍後在第十六章中，我們將學習如何同時專注於多個部位。

你準備好大感驚訝了嗎？現在回頭再次測量髖部，你應該會發現已經完美對齊了；或者，如果不是完全對齊，最有可能的情況是明顯地接近水平。很多人說能夠在它發生時，在身上感受到轉變。對其他人而言，調整是非常微小的，他們通常無法感覺到。有時候，你自己的眼睛就可能會看到轉變發生。無論移動是否被看到或感覺到，結果卻是可以清楚測量的。

你剛才完成了不碰觸並使用心能量影響物質世界的能力示範。恭喜！你正以你自己的方式成爲新人類。

現在，你可能很難相信你剛才做了什麼。你的懷疑心態可能會發作，對測量準確性產生疑問。那麼，解決任何這種懷疑的方法，是一次又一次地嘗試，直到你有十足的信心可以正確測量，並認定其成效。像一個實證的科學家，而不是以信仰爲基礎者。

如果你能找很多人練習，試著從後面調整更多的髖部。如果你只有一位相同的對象（剛剛調整的那位），現在，你可以再次試試前側髖部。

練習7 　調節前側髖部

這個練習很像前一個，不過這次你從對象的前面單膝跪下做測

量。前側髖骨可能較具測量的挑戰性，尤其是男人，因為男人的髖骨往往比預期的要高很多。通常要從前方測量男人有難度，特別是非常壯或胖的男人。

　　一側有比另一側高嗎？高多少？大多數人的左髖（從前面看，是在你的右邊）比較高。

　　一旦測量好，即發送心能量合併呼吸及意念，像之前一樣，高側往下，低側往上。十至二十秒後，再次測量。你極可能會發現前側髖部都變水平了，或者至少比較水平。好極了！

　　想要更多的練習嗎？另一種在同一人身上很容易校準測量和調整的是枕骨脊，位於顱骨後面，頸部頂部。

　　你有沒有注意到很多人在走動時，他們的頭會斜向一側？這種傾斜改變了他們的姿態、行走，以及對世界的觀點。當頭部挺直地接在脖子上，人體功能最能發揮，但幾乎每個人都至少有稍微傾斜。這種傾斜，最好從後面測量枕骨脊來進行監測。用量子觸療2，我們可以在短短幾秒鐘便很輕鬆地將傾斜變水平。

練習8 ＞ 調整枕骨脊

　　為了測量枕骨脊的傾斜，由站在此人的後面開始。他們可以站著或坐著。如果他們比你高，坐著是比較好的。別讓他們把頭髮撥開，因為這可能會改變測量。

測量枕骨脊水平
（注意左側常常比較高）

　　從頭部和頸部的中心等距離處，放上你的大拇指，左右各一。如果頭髮稍有阻礙，請輕壓在其上，在頸部兩側向上滑動，直到你的拇指停止在顱骨底的硬骨處。通常有兩個小突脊，你的拇指剛好可貼合。這便是枕骨脊。把你的眼睛置於拇指的水平高度，仔細觀察拇指的位置。哪一側高？高多少？

　　接著，就和髖部一樣，發送心能量合併呼吸和意念到此人的枕骨區（頭和頸連接處），加入意念使高側往下，低側往上，將傾斜調整為水平。幾秒鐘後，再次測量！枕骨脊傾斜都會消失，或幾乎沒有了。

　　漸漸地，經過一段時間反覆做這樣的調整，新奇和驚喜會慢慢減少，你會發現，自己對擁有這些技能的感覺更有自信。取而代之的是，若看到運用量子觸療2後，調整沒有發生，你才會感到驚訝。

　　不必煩惱是否完美。我發現，即使我心存懷疑，它還是有效。甚至在一屋子懷疑論者面前示範，感到羞辱的恐懼，它仍然有用。因為我們使用愛的能量，所以不會有差錯。這就是我們的內涵。它是快速且強大的。

　　身體智能會指揮療癒，所以你真的不會做錯。不要擔心試著去療癒身體，反而只要傳送愛，並意念一個美妙的結果。導引愛的心能量去想像形塑完善的身體狀態。最重要的是，享受你的心能量作用於世界上的美妙感覺。

　　你剛才打開了一扇門，通往人類可能性的新境界。我保證，從此開始經由這本書，你會從這裡培養越來越顯著的技能。這些新人類能力會不斷地增加你自由和奇妙的感覺。

　　恭喜你，請享受其中。

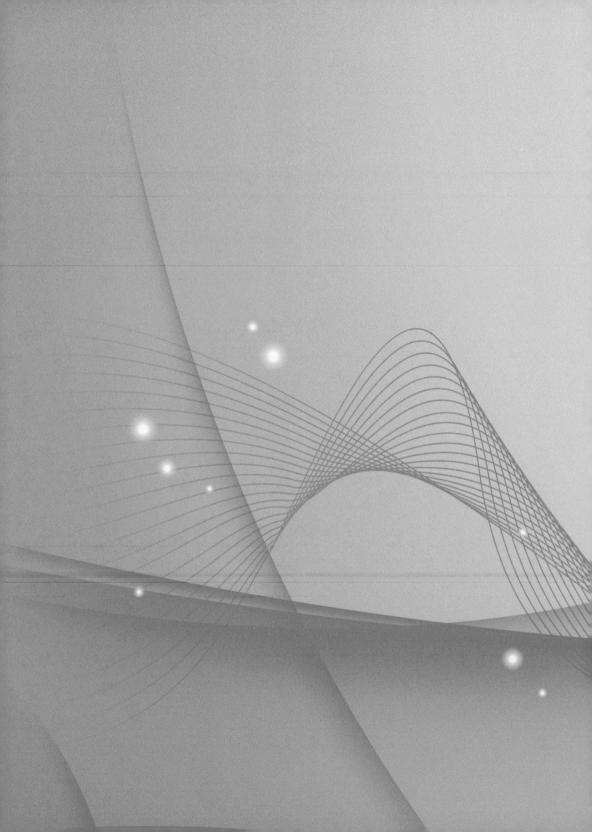

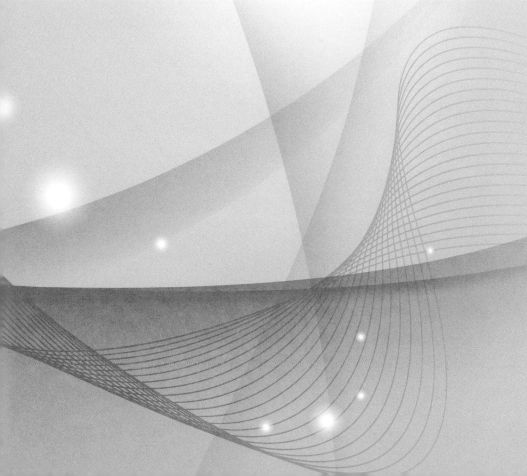

5
魔法般的療癒新體驗

愛是魔法，魔法是愛。

──理查‧葛登

　　如果你已完成上一章的所有練習，恭喜你！

　　是不是很令人驚奇呢？它是如此簡單卻又威力無窮。你只需在心中感覺到愛、呼吸並維繫一個意念，然後它就真的管用了。甚至在你完全沒有碰觸某人的身體時，他自身就改變了身體基準線。

　　歡迎來到我的世界，這些東西真的有用。

　　人們常常問我，為何我把量子觸療變得如此簡單。我回答他們，因為我不知道如何把它複雜化！

　　我們都非常熟習愛能改變及療癒這世上的人與事。各種流行文化都有此概念，但都僅將其視為影響人類在世上行為的情緒或動機。愛多半僅是企盼及失望，而不是成為現實。

　　現在，在量子觸療下，我們把愛提升到另一個境界，將以新的方式把愛變得真正強力又有效。運用了量子觸療，就能「直接」改變並療癒世界上的人與事。這是我們長期渴望的愛，一個在世界上成功運作的愛。

魔法般的療癒

　　除非你完全與文明隔絕，否則你應該有接觸到哈利波特系列書籍或電影。它刻畫出一個巫師僅用意念，即可改變人與物的虛幻世界。不知何故就能以內在心念改變外在現實，顯然所運用的物理或技術，不是現在這個麻瓜宇宙所能了解的。在哈利波特的世界中，此技術通常都包含密語或符號及一根魔杖，我們稱之為魔法。

　　好了，你在第四章做了哪些練習呢？你改變內在心態，經由感受到愛、呼吸及設定意念，然後外在世界隨著你的意念而變化。對我而

言，這聽起來就如同魔法一般。但是對你來說並不是虛幻，現在這些確實在你的生活中發生。你不需任何密語或是特別的魔杖，你只需要單純活生生愛的心能量。

就如同本書另一作者克里斯的形容，「量子觸療2是沒有怪力亂神、招搖撞騙的療癒魔法。」

前導：放輕鬆，一起感受量子觸療2的神奇應用

你可能仍然不了解，你能使用心能量這個技能做癒癒和所有事物。而且你可能仍然不了解一個簡單的事實——「它有用」的極深涵義。事實上，即便我們幾位共同作者，都只是開始在探究這些能力和運用，但在這本書的其餘部分，我們將和你分享到目前為止的發現。

在本書接下來兩個部分，將帶給你一些我們發現有幫助且令人驚異的量子觸療2應用程式。我們和其他一直探究量子觸療2能力和可能性的人們，繼續提出新應用，而我們預期這個過程將不會結束。因此，這些只是在早期出現的初期應用，而且預期未來會見到許多更令人驚奇的應用。

在第二部分，我們帶給你一些關於癒癒身體的應用程式，章節程序類似我的前一本書《量子觸療好簡單！》，每章涵蓋了身體的不同系統。在第三部分，我們變得狂野，超越巔峰，把量子觸療2的應用程式推向嶄新和驚奇的領域，你將學習如何同時進行多項工作，同時療癒許多人，跨越空間和時間的工作，以及其他更多方面。

我們設定這些章節組織，就如同一般作者通常做的。但你不需按照特定的順序，可按照你的興趣和直覺，隨意跳著閱讀各章節。

運用量子觸療2，你可以使用非常精確的意念，也可以使用很概括的想法，讓身體智能和宇宙去處理細節。如果你喜歡專注於細節，請隨意到我們的生理章節，然後更深入研究。（我們推薦由Kapit和Elson所著的 "The Anatomy Coloring Book"，或任何其他的解剖書籍，作爲詳細參考。）或者，如果你喜歡概括性的做法，讓身體智能和宇宙去處理細節，你可以在生理的章節中跳著讀，或乾脆通通跳過。

愛的新革命：重新認識「我們是誰」、「我們是什麼」

在西方文明，尼古拉・哥白尼帶給我們地球和其他行星圍繞太陽的想法，而不是以地球爲中心。這「日心說」（太陽爲中心）的想法，在當時可說是邪說異端。那時，大家都認爲地球是宇宙的中心。面對此一爭議，哥白尼延遲出版他的書，直到他在一五四三年去世之前。這點燃了科學革命的延遲導火線。

支持哥白尼假說的確鑿證據在之後六十年都沒出現，直到伽利略開始在一六〇九至一六一〇年使用他的改良望遠鏡仰望夜空。他看到繞著木星的衛星，並且看到金星的盈虧！這些東西不可能在舊「地心說」（地球爲中心）的宇宙中出現。但是他們任何一位，只要敢於用伽利略的望遠鏡，隨時可重複及可靠地觀察到相同結果，或者地球上其他地方的望遠鏡也是如此。

最終，舊地心說規範消失，換成新的日心說模式。但是在這之前，伽利略被宗教裁判所定罪爲異端，被迫放棄自己的意見，他的書被禁，甚至連他自己也被軟禁，直到去世。

　　現在我們當然知道，即使太陽也不是宇宙的中心，只是數十億顆恆星環繞的銀河系螺旋之一。而就在不久之前，我們才又了解到，我們的銀河系還只是可觀察到的宇宙中至少一兆個銀河系整個龐大聚集中的一個。由於收集到的新證據讓規範不斷改變，人們因此放棄舊觀念，一則是接納了新的想法和觀察；另一則是不斷地嘲諷、對抗它，而流逝於潮流中。

　　我們又再度經歷這一切。今日，我們生活在一個由教條統治的世界裡，它說人們都不過是生物機器人、孤獨自私的消費者和納稅人，無可挽回地獨自一人，與彼此相互分離，盲目地、無目的地進化演變，而意識無非只是神經元的電刺激，或一些微管量子計算而已。

　　現在整個社會建立在這個教條上。我們的經濟、政治、教育和社會制度皆建立在它之上。而且儘管我們以薄弱的希望去嘗試，卻似乎面臨著不可避免的資源枯竭、醫療崩潰、持續的戰爭、政治欺騙、經濟惡化、環境破壞的悲觀和世界末日的預後。我們並沒有看到任何能儘快走出困境的方式。看起來，這不正是一個產生新規範的好時機嗎？

　　這就是我們認為量子觸療2可能恰好適合的地方。因為發現到我們的愛實際上可以做的事情，繞過了所有目前已知的物理、化學、生物學，就像伽利略用他的望遠鏡看到木星的衛星和金星盈虧階段，超越了當時天文的教條。當你在做第四章的練習時，你正透過我的望遠鏡觀看。而現在，任何在乎且勇於嘗試的人，都可以在世界任何地方做同樣的事情。

　　在目前的科學、時下的教條中，愛能實際做事情是不可能的。然

而，這裡可重複查核的觀察，任何人都可嘗試證明，愛「能夠」並「可以」做事情。所以，舊的規範必須讓位給新規範——一個更好、更完整的規範。

我們已經可以感受到，今天的宗教審判官已將他們的刑具上油，並擦亮他們的異端論觀點，來面對膽敢嘗試量子觸療2的我們。就像伽利略一樣，我們所能做的就是鼓勵他們，只是試試透過我們的望遠鏡來觀察，他們將自己體驗這項新現實。

哥白尼、伽利略與同好催化了科學革命，並伴隨技術革命。看看這帶給我們什麼革命性的改變和奇蹟。它們雖美好但卻不完整，因此導致我們世界末日般的困境。

我們認為量子觸療2可能有助於促進又一次革命，也許是更為顯著及更大的規模，帶來一個世界裡真正的愛、實際的愛，被公認成為核心焦點、動機和現實。

這項實用的愛的革命，有可能擴大科學和技術，超越其目前的界限，把它們帶入新的、無法想像的境界，並把我們與更深的現實聯繫，從無情機械式社會病態的暴政中，解放了我們。這個實用的愛的革命，能帶給我們的不僅僅是更健康、更快樂的身體和心靈，同時也是更美好、更快樂、更可持續的社會。

哥白尼和伽利略的日心說革命，帶來「我們在哪裡」的新觀點。而這種愛的新革命，它能達到的成果是，給我們一個新的認識：「**我們是誰**」，以及「**我們是什麼**」。答案就是，「在新世界中的新人類」。在這本書的最後一部分，也就是第四部分，我們將繼續這個討論。

拋開懷疑的阻礙

如果你已經做過第三、四章中的練習，你可以跳到下一章。但本節可以幫助你與心存懷疑的朋友、家人或同事交談。

說實話，當你讀到這裡，實際上是不是沒有做第三、四章的練習？有一定比例的讀者大概是如此。沒關係，從我們自己的經驗，我們理解那是什麼感覺。

也許你只是一個訪客，好奇其他人有什麼企圖和妄言。你只是路過的旅客，但你不希望眞的吃這裡的食物，改變自己，並住在這裡。這樣也很好，只不過你錯過了一生中難得的經驗。

或者，也許你的懷疑是如此極端，它甚至不會讓你去試試，因為這在你的信念中是沒有意義的。也許就像我在第二章中談到的科學家，你不想嘗試的原因是，如果它是有效的，那麼，一切你所知道的科學會像紙牌做的房子一般，在你身邊崩塌。也許你是一個以信仰為基礎的科學家，卻沒有意識到這一點。

如果你是這樣的人，我所能做的就是鼓勵你回頭，就是做第三章和第四章的練習——透過我的望遠鏡。量子觸療2.0並不是一個頭腦內的理論或思想系統，它是實作並且要用經驗去了解的。那是任何人、甚至是我，在以前也無法想像的可能境界。量子觸療2是以一種嶄新又積極的方式來體驗愛，並以愛的互動方式來處世。換句話說，你不能只是思考它，你必須去做並用生活來體驗。

又如果你的房子會像紙牌做的一般崩塌，難道不是件好事嗎？難道你不願在更加堅固的現實基礎上，建築你的紙牌屋，而是希望在一些錯誤或不完整的現實概念上？

　　我的合著作者和科學顧問克里斯‧杜菲德發現下列簡單的方法，能幫助自己克服強烈的懷疑阻礙，也許它也可以幫助你。

　　我只是暫停我的懷疑一會兒，一會兒就好了。我感覺很舒服，知道它只是一時成功，而我可以隨時回到自己熟悉的地方，我說服自己，我沒有看到我所看到的。

　　然後我延長那時刻一點點，只是假裝這可能是真實的，它可能在我的眼前成功。我問自己：「如果這可以成功呢？會有什麼影響？」而我考慮這個一小會兒。

　　然後，我問自己：「如果這真的會成功呢？會有哪些影響？」而這微妙的言語轉變，發展成對現實可能性的問題，同時讓它們就只是問題，來保留我的安心感。

　　然後，我可以想像一個故事或電影中的角色，也許是不同版本的我，對他們來說，這真的能成功，而我退後一步，看看這故事的結局。或者，我想到理查和他在這方面工作的信心，我退後一步，看看他的故事結局。最後，只是片刻，我踏進這個角色，一個不同的我，或是得到理查的信心和人物角色。只是片刻。然後我做了練習。

　　而且儘管我抱持懷疑的態度，我總是很驚訝地發現它再次的成功。隨著重複練習及時間的推移，我對它的舒適度提高了，而我不必再拒絕這些難以置信……直到理查發展出下一個更驚人的事情。

　　所以，如果你發現自己被懷疑阻礙，或者感到珍愛的信念受到威脅的恐怖，這是你的機會，請你幫個忙。不要浪費你的生命，去捍衛一個不完整且垂死的規範。回到第三章和第四章，暫停你的懷疑，給自己一個機會吧！讓現實，而不是信仰，做你的嚮導。如果這不是真實的，這些練習不會成功；如果這是真的，它們很可能會成功。然後回來本章中，我們將一起繼續前進。

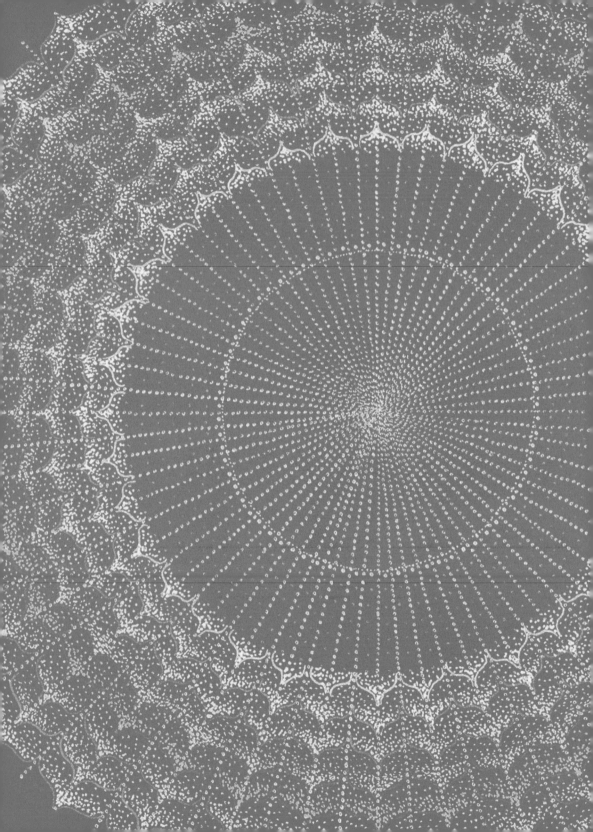

Part 2

基本療癒
應用程式

6

減少痛苦，療癒疼痛

當要選擇有效果還是有道理，

請選擇有效果。

——克里斯‧杜菲德博士

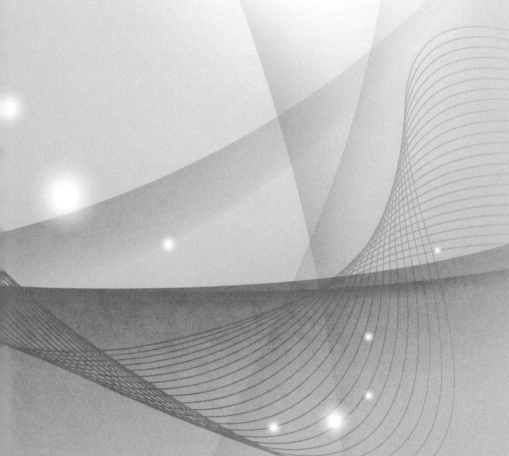

量子觸療2緩解疼痛的故事

　　疼痛可能是我們和別人的生活中，最常遇見的健康問題。使用心能量，可以非常快速地減少或消除疼痛。當你從本章練習量子觸療2技術，經由提示協助指導，你也可以幫助他人明顯地減輕疼痛。

　　我和越來越多的量子觸療2講師，已經將這種方法教給了世界各地成千上萬的人們。我們發現，人們可以輕易地學習和使用它。坦白說，直到我開始運用量子觸療2，我從來沒想到會有簡單、易做、持續有效的止痛方法。

　　這裡有幾個量子觸療2消除疼痛的故事。

　　合著者克里斯・杜菲德曾經介紹了一位英國人給我，他正出席在加州長灘舉辦的TED會議。我們在一家大飯店的大廳見面，我簡單地說明我的工作。他回憶說，因為兩年前的一場滑翔翼意外，導致他有持續性的嚴重背痛，從來沒有舒適感。如果這次會面是發生在我發現量子觸療2之前，為了運用量子觸療1，我將不得不走過房間去碰觸他，而他也要離開椅子，並找到一個舒服的位置，這樣我才有機會處理他的背部，並把我的手放在疼痛區域。此外，我們是在飯店的大廳裡，動手療癒也可能引人側目，使不少人感到尷尬。相反地，我只是待在我的椅子上，距離他約莫3.6公尺遠，開始療癒他的背部。大廳裡沒有人看到我們在做什麼。幾分鐘後，我問他感覺如何。他驚訝地發現，他的痛苦已經徹底消失！大約一年半之後，我到英國拜訪他和他的妻子、孩子，他告訴我，他的疼痛就此再也沒有復發了。

　　在量子觸療2之前，我通常要花十或十二分鐘，施行接觸的量子觸療才能看到程度如此驚人的病痛緩解。但現在我通常在三分鐘以

內，沒有碰觸也會得到相同、甚至更好的效果。這其中蘊含的影響才是真正的大真相，將包括在本書的第四部分。

下面是另一個例子。我的朋友吉娜邀請我去見一位洛杉磯醫院的心臟專科醫師，他想知道我是否能幫助一些慢性疼痛的病人。第一位病人是一名嚴重背痛的女性。如果疼痛指數的定義是從1到10，她說她的疼痛指數是11。我發送心能量給她約三分鐘後，她說，疼痛指數下降到6；再三分鐘後，她的背痛指數是0。我問：「還有其他問題嗎？」她表示她的頸部極度疼痛，經過幾分鐘療程後，疼痛也消失了。然後，她拆下手腕的護具並要求處理那邊。幾分鐘後，疼痛就沒了。驚訝不已的醫生看著那位女子，不斷地讚美耶穌並表示感謝。

心臟專家告訴我，下一位病人的膝蓋已經沒有軟骨了。我給了她四分鐘量子觸療2療程，那並沒有讓她的膝蓋自發地長出軟骨，但它確實讓疼痛緩解了幾天。大約一個月後，我又回到醫院，再次成功地使她的疼痛有顯著的短期緩解。心臟專家是如此興奮，他想要在醫院中開設他所謂的「量子治療中心」。但他發現，同事們並沒有分享到他的熱情。

當我去參加會議和節慶活動時，我會為任何具有開放心胸並想體驗的人提供一個療程。我問他們：「你有任何疼痛嗎？」如果他們的回答是肯定的，我會問：「我可以靜心冥想幾分鐘，稍微嘗試療癒你的疼痛嗎？」我已經有很多療程的影片，而且沒有剪輯掉任何人，因為結果始終是正向的。你可以在網路上搜尋，觀看其中的一些影片：

1. Energy Medicine, Dr. Oz, and Quantum-Touch

2. Super Recovery for Athletes and Chronic Pain Help with Quantum-Touch

許多其他的影片都在YouTube.com上的「QuantumTouch」頻道。在這些影片中，你可以自己觀察到，即使在很少或沒有暗示下，陌生人也有迅速得到療癒的體驗。

雙手碰觸或不碰觸，何者較好？

許多時候，很多研究量子觸療1及2的人，還是喜歡用他們的手。對於那些還沒有準備好讓別人盯著看三至十分鐘的接受者，同時用雙手做量子觸療2，肯定是比較受歡迎的。與從前相比，知道能夠選擇用或不用手執行量子觸療2，給你一個更大的自由度。用手碰觸可以提供安心感及連結，但要持續保持雙手位置，卻是疲累及不便的。為何不用雙手碰觸來工作呢？因為你可以輸入能量到腳底、大腦的特定部位，或者是任何你選擇的身體內在位置，甚至能遠距離執行，這些都會容易許多。

療癒疼痛時的提示與建議

持續保持你的深呼吸。不必像量子觸療1時那麼強烈，但是要比平常更深一些。

用你的眼睛瞄準疼痛區域，並想像其體內的特定結構來定位。例如，如果你想幫助別人療癒肩膀疼痛，不只是注視肩膀的表面及發送能量到此部位，也要通透到你所想像的對象體內的骨骼、肌腱、肌肉及結締組織；或者就直接把心能量灌入，並淹沒其整個肩膀的內部。在你想像時，把眼睛張開。雖然這不是必須，但它有助於保持你的頭腦清晰，不會恍神。

通常你使用越多的時間，很可能會得到越好的效果，直到你達到效果遞減點。並不是所有的療程都能在幾分鐘內完成。遇到比較嚴重或慢性的問題時，你可能需要十五至二十分鐘，或者甚至更多的時間。當你持續練習，你會得到更好、更快的結果。

　　如果你覺得這樣做比較好，就用你的手來傳送心能量。很多時候，對象或朋友都會想要你的碰觸所帶來的信心及支持。

　　盡可能深深地強化你的能量。如果你喜歡，想著你愛的人會有幫助。這對象可以是一個孩子、配偶、父母或寵物。無論是誰，讓你對他們的愛如洪水般淹沒你。讓自己改變，讓愛充電。如果可以的話，就融化在愛之中。

　　追逐痛苦點。和對方保持對話，並了解其症狀的變化。如果疼痛移動到另一個位置，就把心能量轉移過去。

　　一旦你已經良好地運轉能量好幾分鐘，你可以嘗試清空它。讓自己的內在安靜，感覺你的心區開放。放開一切，看你能否進入一個愛、感恩或喜悅的永恆空間，這可以大大幫助療癒。

　　量子觸療2的執行沒有精確的法則，保持愉快心情，不要擔心做得不完美。練習會讓你漸入佳境。

　　疼痛的類型並不重要。可能是運動後肌肉非常痠痛的暫時性疼痛，事故後的急性疼痛，或因疾病或身體退化的嚴重慢性疼痛。無論如何，量子觸療2是一個減輕疼痛及炎症，並促進癒合功能的強大方法。

　　請樂意在任何情況下去嘗試量子觸療2。即使認為情況已經超出了能力範圍，也不要緊。當你執行量子觸療2之後，你對事物可能性

的想法和信念經常會轉變。這個人的情況有沒有好轉，並不是你的責任。他們的身體會自己決定癒合與否。你的工作是盡可能維持能量振動，而你可以創造讓他們療癒自身的空間及能量。

　　一般來說，你會發現，任何負面的態度及對抗的情緒，並不會干擾工作的效果。但是要了解，量子觸療2無法在所有的時候都有成效。有時，此人的疼痛可能不會被影響，或者某些場合中，只能獲得短期緩解。我在這種情況下發現，如果他們能釋放一些自己情緒上的痛苦，將可以創造他們想要的療癒成果奇蹟。這將是我的下一本書《自我創造健康》（*Self-Created Health*）的重點。好消息是，量子觸療2技術在絕大多數情況中還是非常有效的。

　　下次，你認識的人若抱怨頭痛或其他疼痛，請挺身而出，志願幫助他們減輕痛苦。請你的朋友用從0至10的指數來評定疼痛程度，讓你有一種衡量結果的方法。請你的朋友放輕鬆。如果你的朋友看著你，讓你覺得不舒服，請他們閉上眼睛並放輕鬆。療程結束後，要求他們重新評估疼痛程度。疼痛應該會明顯下降，甚至已經消失。如果只是下降而已，額外幾分鐘的量子觸療2，也許將有更大幫助。

　　當你越深入你的愛，就越能臣服於愛之中，工作將更有效。這非關強迫或要求。當創造療癒空間時，內在越柔軟，越會看到事情發生。量子觸療2改變了一切，因為它可以讓你過著「從心出發」的生活。「從心出發」不再只是一種表達，而是一個很真實的、可觸及的經驗。

自我療癒

為自己做療癒工作的能力，似乎是因人而異。許多人發現，療癒可以很輕易地作用在自己身上；其他人則認為，即使可以非常容易地幫助別人，他們卻只能在有限的情況下或是有限的程度下幫助自己。我對此還沒有清楚的了解。

讓療癒自然發生

非常重要的了解是，療癒別人不是我們的責任。生病的人才是療癒者，我們只是協助去創造一個支持他們療癒的環境。是他們的身體自己在療癒。我們唯一的責任是在愛中運作，並保持療癒空間，讓他們的療癒自然發生。

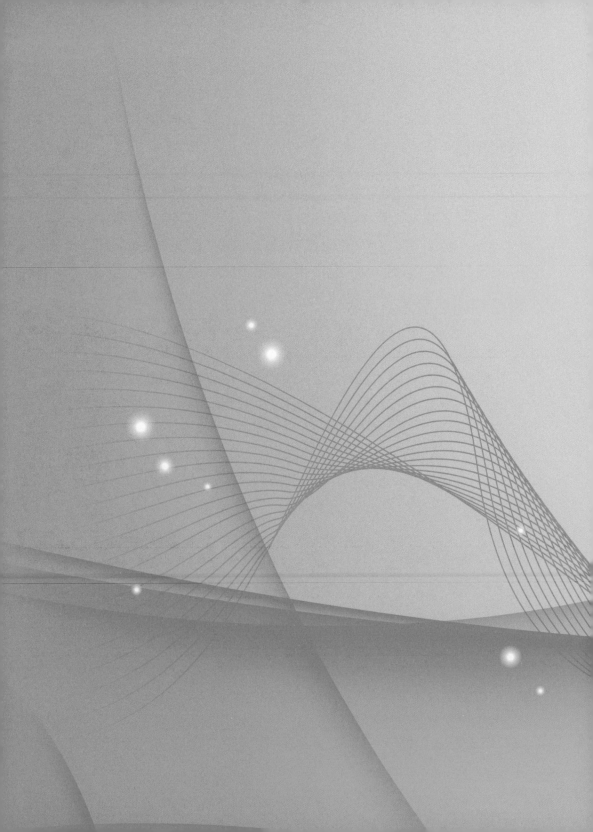

7

肌肉、肌腱、韌帶及筋膜的療癒

除非人類能夠將慈悲心延伸到所有的生物，

否則人類將永遠無法找到和平。

——諾貝爾和平獎得主 史懷哲

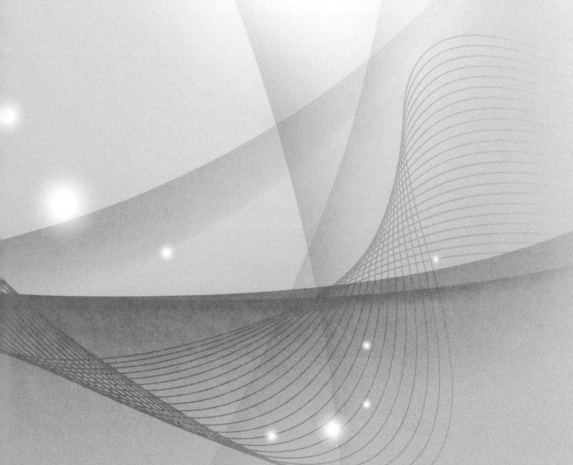

　　你可在量子觸療2.0使用意念作用在各種層次的特定目標，大到整個身體，小至細微的解剖單元。本章可以幫助你專注於更特定的意念。如果你比較喜歡運作在全面性的範疇，你可以跳過本章。

　　一般來說，你不需要知道解剖，也能做這項工作。你可以只發送能量到疼痛的區域，想像、具象化或感覺到能量正穿透組織並產生療癒。然而，為了更常有效果，它可以幫助你更具體地直接投射能量。為了幫助集中你的意念，你可發送能量到一個腦海特定結構位置的畫面，這對於某些肌肉、肌腱、韌帶及筋膜，可能特別有效。

　　我們都知道肌肉和骨骼是肌肉骨骼系統中的馬達及梁柱。它們是由堅韌膠原纖維結構所形成的肌腱、韌帶和筋膜連結在一起。肌腱連接肌肉及骨骼。韌帶在骨關節處連接骨骼。筋膜是環繞並連接肌肉和肌肉群，同時支撐血管及神經的地方。

　　作用在肌肉、肌腱、韌帶及筋膜有助於清除張力，減輕發炎及腫脹，改善結構排列及關節功能並促進癒合。通常施行量子觸療2幾分鐘後，疼痛若是得到快速、完全、永久性緩解，則疼痛的原因可能是傷害或錯誤使用所造成的急性症狀。慢性疼痛可能在一次療程後消失，但往往一兩天後就復發，所以可能需要較長時間及多次重複的能量療癒。在這裡，我們將討論肌肉，但是在施行時請記住：肌腱、韌帶及筋膜都是相連接的。

腰肌、腰方肌及梨狀肌

　　在髖部的三個重要的肌肉（及肌腱），值得特別注意：腰肌、腰

方肌及梨狀肌（每一組肌肉在左、右各有一個）。
在這三個普遍被忽視的肌肉張力，能對人們的姿
勢產生很大的影響，並能造成大範圍背部緊張及
痛苦，以及坐骨神經痛。對於這樣的問題，這
三個都是要注意的關鍵肌肉。將特定的意念
專注在它們上面，會使工作更快且容易，
特別是如果你打算在公共場所施行。

　　腰肌附著於股骨及脊柱，讓你能夠抬
起你的腿。如果有脊柱側彎、背痛、甚至
突起不平的肩胛，這是重要處理位置。

　　腰方肌連接骨盆頂部到第12肋骨，
它有助於脊柱的側屈及肋骨活動。

　　當我的老師鮑伯・拉斯穆森（Bob
Rasmussen）在教學時，他讓人躺在按摩床
上，用他的手深挖進到骨盆區，運行能量進到

腰肌前視圖

腰肌。這會非常痛苦，且有潛在的危險。現在，無須觸摸，既快速、
簡便且安全。

　　張開你的眼睛從前面或後面注視身體，具象化想像腰肌及腰方肌
的位置。從心運行傳送能量，直到感覺該處能量已完全飽和大約二、
三分鐘。你並不需要記住這些肌肉的名字，只需在你的心中保持它們
的視覺印象。你無須把重點放在移動這些肌肉上。你要做的就只是把
你的愛送到這裡，身體智能會處理剩餘的工作。

　　梨狀肌是錐體形扁平肌肉，部分位於骨盆內側後壁，部分在髖關

節的背面。它連接骶骨（薦椎骨）至髖
關節。緊張或痙攣的梨狀肌會刺激坐骨
神經。梨狀肌引起的疼痛常視爲是坐
骨神經痛，會有臀部的疼痛，以
及下背部及大腿的傳導痛。痛苦
的感覺從臀部深處，一路沿著坐
骨神經到腳。將你的愛專注於
這條肌肉，往往會緩解上述這
些情況。

腰方肌

站在你的對象背後，集中
注意力及能量在此人的臀部
上，具象化想像這塊肌肉深在骶骨（薦椎骨）及大腿骨之間的區域。
能量往往會減少肌肉及此區神經的發炎及刺激，帶來立即的效果。

這裡有一個祕密。你不必完美地發送能量到確切位置。用你的意
念穿透組織。你不必去想它是如何工作
的，因爲身體智能會自己療癒。

當我剛開始使用量子觸療2，我
想要有一個清晰的視覺印象。但是現
在，經過練習，我可以從背後處理前
方，相反亦然。這個關鍵是練習。做得
越多，就會發展出更多的自由。這項工作
給你自由，無須去控制，無須去知道，並自
由地使用你的意識及心，帶來健康和療癒。

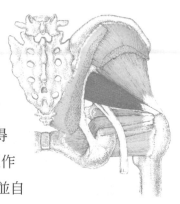

梨狀肌背視圖

頸部肌肉

在今日電腦及智慧型手機掛帥的世界裡，很多人有頸部及頭部疼痛的問題。事實上，最近有一個新的診斷，這就是所謂的「低頭族」！（打簡訊的脖子）

主要的頸部肌肉包括斜方肌、提肩胛肌、胸鎖乳突肌及斜角肌（同樣左右各一個），是有很多症狀的罪魁禍首。這些肌肉的觸發點及張力會引起頭痛（特別是在眼睛，耳朵後面，在頭頂部、頭後部及前額）、顳側疼痛、下顎疼痛、視力障礙、面部疼痛、顳頜關節（TMJ）障礙、

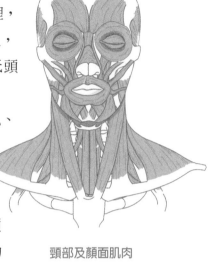

頸部及顏面肌肉

耳部疼痛、牙齒疼痛、頸部疼痛及僵硬、深眼痛、吞嚥時舌痛、肩膀痛、頭暈。換句話說，它是很重要的。

正如你所看到的，這是一組支撐及控制頭部的複雜肌肉。一旦你看過它，你可慢慢灌輸這個圖片到你的潛意識，形成肌肉結構的印象。所有你所要做的，就是在你的心中持有一個視覺印象，目不轉睛地看著脖子，並把你的愛從心傳送到對象的脖子。

顏面肌肉

許多人因為顳頜關節及周圍的肌肉有問題，而產生頭痛、下顎疼痛、偏頭痛。它們是如此地嚴重，現在有專門的牙科系統專注於這個問題。據我所瀏覽的一個網站，估計有30%至40%的成人患有偏頭

痛、下顎疼痛、頭痛、頸痛、肩痛。好多疼痛啊！已有足夠多的病例為一種新的疾病分類，現在叫TMD（顳頜關節症）或TMJ（顳頜關節症候群）。這種疾病會影響的女性比男性多四倍。

對顏面及頸部的肌肉施行量子觸療，是一個緩解TMD／TMJ症狀很棒的方法。有幾條顏面肌肉與下顎動作有關。因為許多的原因，這些肌肉會變得疲勞及緊縮，其中包括磨牙、鞭抽式損傷（頸椎過度屈伸損傷）、外傷、壓力、缺牙或牙痛。

顳肌大面積地覆蓋在顱骨的兩側，附著在下顎骨及蝶骨大翅。如果此肌肉緊張，會影響到下顎及蝶骨的活動，在第九章及第十九章我們會提到，這樣會有全身功能的影響。

嚼肌是沿著下顎關節摸到的大肌肉。它收縮時閉起下顎。顳頜關節痛的主要原因之一，就是嚼肌長期處於過度緊張中。

在處理顳頜關節症時，往往忽略了深層肌肉的牽涉。翼肌直接連接顎骨的內表面到蝶骨，這些肌肉也有疲勞的時候。一旦調整蝶骨後（見第十九章），最好能發送能量到連接它與下顎及頭部的肌肉。

你可以將能量傳送到下顎的每個特定肌肉，或者你可以簡單地發送能量加上放鬆的頭部及臉部所有肌肉的意念。如果你的對象有偏頭痛或下顎疼痛病史，作用在這些特定的肌肉會是非常有益的。

其他肌肉群

肌肉骨骼疼痛是常見折磨人的原因。你遇到的大多數人都會在身上某處有疼痛。當你對任何有疼痛的人提供協助，你可以得到非常多的練習機會。

在人體中有超過六百五十條骨骼肌，作用於兩百個關節上，每一個都可以導致疼痛、不適及錯位。如果你願意，你可以學習及了解更多的肌肉。但是不管你是否知道它的名字，你可以用相同方式處理任何肌肉的疼痛。

你可以在任何疼痛的位置工作。但請記住，很多情況它是傳導痛，意思是在這個位置感知的疼痛是源自於另一個區域的肌肉緊繃。在工作時，經常和你的對象討論，請他們告訴你，疼痛是否移動或變化。透過追逐身體的疼痛，經常能找到其根源。也可以用你的手及量子觸療1的技巧在疼痛處，把心能量及意念用在可能是傳導痛來源的其他位置上。請實驗，並找出最適合的方式。

就如同接觸能量療法，依然是對象自己的身體決定如何痊癒或移動什麼。這沒有改變，仍然是正確的。我們提供意念讓對象的身體轉變到一個更好的狀態，提供能量來幫助這一點。因此，我們釋放很強的能量及很強的意念，同時很清楚地了解到，這可能不是它所需要的，或是它需要更好的或是不一樣的事物。我們充分使用意念，同時完全容許。請相信這個過程。一般而言，你越不抗拒，成效就越快。

請記住，療癒者是本身生病的人。他們能否痊癒，並不是你的責任。盡你的全力，容許這個過程自行運作。我發現在我無法取得進展時，處理情緒問題通常會有用。這將是我的下一本書《自我創造健康》的主題。

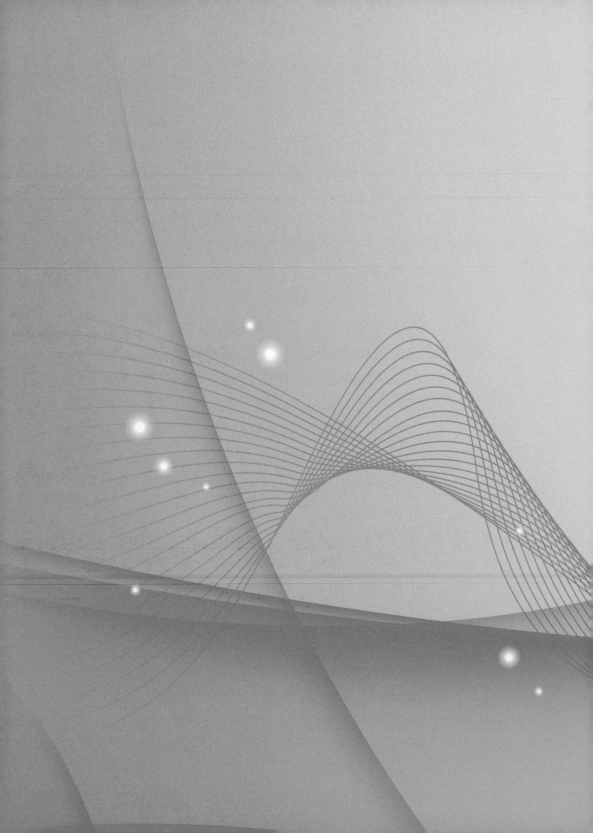

8
臟器、腺體、淋巴系統的調節復原

我們現在的物理學是不完整的。

它不能處理在實驗中意識會影響其他的物件這件事。

我們就是不知道該如何處理它。

——麻省理工學院物理學家 克勞德‧史旺生博士（Claude Swanson, PhD）

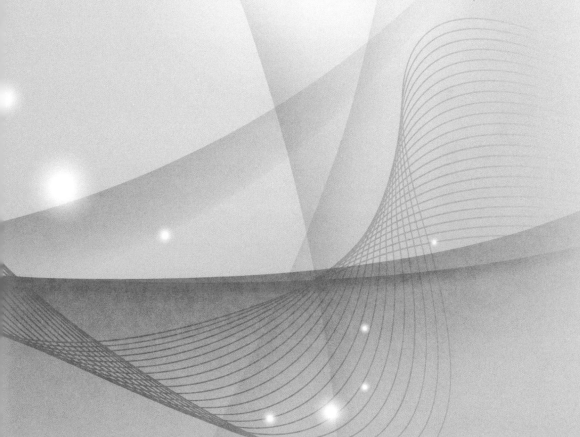

你可在量子觸療2.0使用意念作用在各種層次的特定目標，大到整個身體，小至細微的解剖單元。本章可以幫助你專注於更特定的意念。如果你比較喜歡運作在全面性的範疇，你可以跳過本章。

運轉能量輸入到器官及腺體等構造，真的有很好的效果，並可能帶來驚人的結果。例如，運行心能量到心臟，可改善高血壓、心律不整、心悸；運行心能量到胰臟，可以幫助啟動糖尿病的修復過程、降低血糖。數十年來，量子觸療1已經例行地發表類似的案例了，我們在量子觸療2也同樣獲得了類似事件發生的報告。我們真的不知道這項工作的限制在哪裡。

在身體的每一個系統使用量子觸療2。專注集中你的意念、呼吸及心能量在相關器官上。帶著清理身體或情緒問題的意念。了解該器官在解剖學及生理學上各層級的細節是有幫助的，但並非必須。

甲狀腺

甲狀腺位於甲狀軟骨或喉結下方的頸部，其功能會因姿勢而受到影響。當頭部不是位在脊柱的中心，頸部脊椎骨實際上會壓迫甲狀腺，降低其功能。

甲狀腺產生多項調節身體系統的荷爾蒙。兩個主要激素是甲狀腺素（T4）及三碘甲狀腺氨酸（T3）。T4在甲狀腺是作為T3的備份，T3通過血流行進到身體的每個細胞，確保身體一切工作保持在最佳狀態。當T3水平下降，新陳代謝減慢，產生的症狀如降低脈搏率、寒冷、體重增加及疲勞。其他症狀包括頭腦清晰度降低、乾燥片狀皮

膚、毛髮脫落、肌肉痙攣。這稱為甲狀腺功能低下。

甲狀腺亢進的症狀是焦慮、煩躁、失眠、快速或不規則的心跳、手的細微震顫，增加排汗、消瘦、性功能障礙、眼球突出、排便次數增多。

發送心能量到甲狀腺，可能有助於使身體支持癒合及正常的功能。

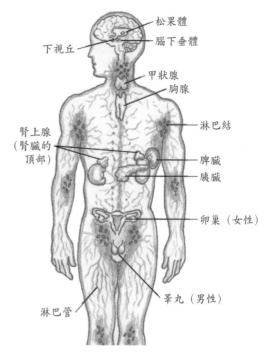

松果體
腦下垂體
下視丘
甲狀腺
胸腺
腎上腺（腎臟的頂部）
淋巴結
脾臟
胰臟
卵巢（女性）
睪丸（男性）
淋巴管

腺體及淋巴系統

胸腺

胸腺是免疫系統的一部分。它位在胸腔上部中心，胸骨頂部的後方，靠近心臟。胸腺有兩片，呈灰粉紅色。胸腺的功能之一是產生T淋巴細胞，或T細胞。這些細胞是身體攻擊病毒及細菌的白血細胞類型之一。身體或情感的壓力，對胸腺有顯著的負面影響，導致它的形狀枯萎。胸腺還監測並調節全身能量的流動，創造精神及身體之間的聯繫。這在有壓力或生病時，是非常重要的支持器官。一個健康的胸腺是健康及活力的源泉。

心臟

心臟是體內最重要的器官之一。它位於胸部的中心，略偏向中線

的左側。心臟有多重工作的角色——它是循環系統的泵，一個內分泌腺體，神經系統的一部分，以及全身電位訊號的產生者。

　　西醫發現有很多的心臟疾病，如心律不整、心肌病變、心肌梗塞、心臟衰竭等。在美國，心臟病是死亡的主要原因，心臟科是醫學的主要專業之一。你最有可能會遇到被診斷有心臟疾病的人，這給了你一個幫助他們療癒及改善心臟功能的機會。

　　根據傳統中醫，心控制情緒反應及直覺；它是意識、本能、記

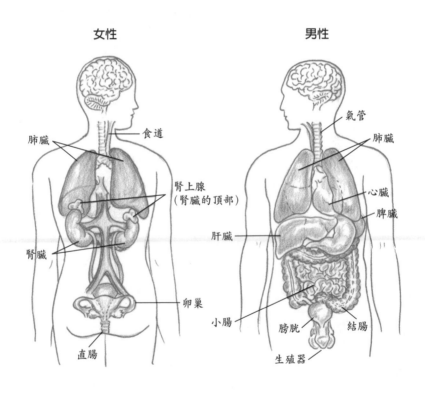

身體主要器官

憶、思維的關鍵部分；提供出汗及冷卻機制；與小腸互相聯繫❶；影響喜悅的經驗及創造力；影響舌、講話模式及味覺；並呈現出整個身體的能量狀態。在這個系統中，心傷可導致的症狀如：口吃、精神錯亂、煩躁不安、創造力阻礙、重聽、抑鬱、缺乏歡樂、失眠、睡眠障礙、口腔潰瘍、易受驚嚇、出血問題、難以集中注意力，以及疲勞。

在中國的傳統醫學，心的健康體現在面部氣色。一個健康的心臟會產生紅潤的氣色，蒼白的氣色則表示心缺損。如果心血瘀會招來紫色的氣色。當有慢性壓力、情緒創傷或過度憂慮及悲傷所造成的燥熱，氣色會太紅。心失去平衡的人，可能說話過快或不當發笑。

發送心能量給另一個人的心，打開此區域來療癒，緩解心的緊張情緒，並能影響壓力的症狀。

肺

肺是一個傳送心能量的好地方。肺有兩片，外觀上相似，但並不完全相同。右肺有三個肺葉，左側僅有兩個。空氣經由口或鼻吸入，向下進入氣管。氣管分為兩個支氣管進入肺部。支氣管再分散成更小的分支，稱為細支氣管。每個細支氣管的終點在肺泡囊，這是肺泡的集群。每個肺泡由血管所包圍，氧氣及二氧化碳在這裡發生交換。

氣喘病患者，氣道狹窄且管壁水腫。肺氣腫患者，肺部氣囊被損

---

❶中醫稱之為「相表裡」，手少陰心經與手太陽小腸經相表裡。互為表裡的經脈在生理上密切聯繫，在病理上相互影響，在治療時相互為用。其他如：手太陰肺經與手陽明大腸經相表裡，手厥陰心包經與手少陽三焦經相表裡，足太陰脾經與足陽明胃經相表裡，足厥陰肝經與足少陽膽經相表裡，足少陰腎經與足太陽膀胱經相表裡。

壞。在這兩種情況下，胸壁肌肉及橫膈會變得疲勞。

當你對肺部專注心能量及意念以提高它們的功能時，一定要包括位於下方的橫膈。橫膈的功能像一個風箱，把空氣吸入及排出肺部。當它收縮時，擴大了胸腔，將空氣吸入肺中；當它放鬆時，空氣從肺部排出。肋骨周圍的肌肉也有助於呼吸。所以，具象化想像時可包括橫膈及胸部肌肉，來幫助肺疾人士減輕壓力和疲勞。

胃

除非消化不良或患有胃病時，我們才會關注到胃。但胃是一個重要的器官，負責分解蛋白質及產生足夠的胃酸來殺死食源性致病菌。它是身體內唯一設計為酸性的器官。

當胃酸失去平衡，以及（或）胃任一端的括約肌功能不良，整個消化系統都會出問題。常見的問題是胃酸逆流或燒心，這可因飲食不當而引起。雖然為了解決胃酸逆流，需要強調注意致病的基本生活方式，但是在能量上，仍然有很多可用來改善病情的方式。

首先注意位於胃部頂端的食道括約肌（賁門）。當胃的組織被卡在此閥門時，會造成閉合不良，允許胃酸溢出進入食道。當胃因橫膈裂孔疝氣卡進胸腔，也會有相似的結果。發送心能量到閥門，並用意念去調整括約肌，以支持正常功能。接下來，發送心能量到胃，具象化想像及感應能量充滿整個胃部。

胰

胰是一個位於胃後方、貼近脊椎的扁長腺體，既是一種內分泌腺

體，產生激素如胰島素及昇糖素；又是外分泌腺，分泌含有消化酶的胰液進入小腸。胰是血糖高低的主要調節者。當血糖太低或太高，胰會釋放激素來調節。胰島素由刺激身體組織攝取糖來降低血糖。昇糖素使原儲存在肝的肝醣分解為葡萄糖，然後將其釋放到血液中。

為了身體的細胞能正常工作，血糖必須維持在一定的水準（血糖計上的值為70～150）。胰的血糖調節功能失調，可導致糖尿病、肥胖及低血糖。

胰消化酶分解脂肪、蛋白質及碳水化合物，如此，它們可以通過腸道被吸收。胰液消化酶分泌不足可導致食物吸收障礙之症狀，如脹氣、營養不良及體重減輕。

肝

肝臟是人體中最大的器官，位於橫膈下方右側的腹腔，重約1.36公斤，被分成四葉，兩條大血管流進肝臟。肝動脈把心臟輸出的含氧血液送到肝臟，門靜脈從小腸攜帶含豐富食物的血液送到肝臟。

肝臟具有很多功能，它分解在血液中的脂肪，將葡萄糖轉化為肝醣，確保血液中葡萄糖的濃度適當，製造一些氨基酸以供合成蛋白質所需，並從血液中過濾毒素。肝臟也是維生素A、D、K及維生素B12的儲存地。另外，肝臟產生體內80%的膽固醇。膽固醇是生產激素、膽汁及維生素D的必要品，對細胞膜的形成也是絕對必要，並且是修復體內損傷的主要機制。

在中國的傳統醫學，肝臟被連結到所有的情緒。當你有肝熱（壓力過大），你的情緒反應也會如此。當肝臟是無壓力及「涼」，你是

輕鬆及平靜的。如果把肝比喻成處理身體一切功能的烤箱，那麼你會記得肝越熱，你的情緒及健康問題就有更熱烈或更強的反應。西方飲食中高度加工、高碳水化合物、摻入防腐劑、化工處理、基因改造等食物，將持續迫害肝臟。

當肝臟處於超載狀態，第一個信號是透過我們的情緒。當你缺乏耐心或者小題大作，先來看看你的肝臟。其他肝病症狀包括：眼睛紅腫、視力模糊、頭痛、心情不好或情緒波動、皮膚搔癢、皮疹、痤瘡、癤、疲勞、思維不清、右肩疼痛或僵硬、鼻充血、鼻竇充血、胸部充血、低能量、反應時間慢、精神或情緒緊張、失眠、渴求及使用酒精、睡眠不安、潮熱。

因此，肝臟是一個傳送心能量的好地方！當你發送心能量給肝臟，你可能會看到一些生理反應，包括流汗、緊張的釋放，以及（或）可能需要使用洗手間！在肝臟運作了量子觸療2之後，請你的對象喝大量的水，以幫助排出他們系統所釋放的毒素。

膽囊

膽囊是一個小的中空器官（只有大約八至十公分長，三至五公分寬），位在肝臟的下方。膽囊存儲並濃縮肝臟製造的膽汁，當脂肪進入消化道時，膽汁會被釋放進入腸道幫助消化。膽結石可在膽囊中形成，限制膽汁流動，造成不適。你可以發送心能量給肝臟，同時包括膽囊。

腎臟及腎上腺

兩個腎臟位於腹腔的背側，脊柱的兩側。每個腎臟約一個拳頭大小。右腎恰好位於肝臟的下方，左腎位於脾的正下方，約在脊椎骨第十二胸椎（T12）到第三腰椎（L3）上的位置。為了容納肝臟，右腎通常比左腎低一點。腎上腺位於每個腎的頂部。

腎臟過濾及調節血液中的水含量。每日約過濾兩百公升血液，約兩公升毒素及多餘的水分被除去，並以尿液的形式送到膀胱。為了讓腎臟做好它們的工作，每天需攝入充足的食物和水分。

在中國的傳統醫學，腎臟調節全身，包括：膀胱、子宮、前列腺、胰臟、脾臟、淋巴系統、心臟、韌帶、血壓、性慾、耳朵、頭皮、左側下背肌肉、左側上部背肌肉、左肩及肘、雙小腿、大腿、肱二頭肌、肱三頭肌、前臂、腕、膝、踝，以及所有的手指和腳趾。肝臟調節右肩、右胸肌和斜方肌。腎臟不平衡的一個指標，是在每隻眼睛之下有半月形浮腫、發紅、過度的皺紋或暗黑。左眼下的區域對應於左腎，右眼下的區域對應於右腎。無論你的年齡，眼睛下面的區域應該是光滑、無缺陷。

腎上腺是人體的加速器，使我們在緊急情況下能夠馬上起身，提供攻擊或逃避反應的來源。腎上腺產生幾種激素及類固醇，其中包括腎上腺素、皮質醇及性激素。問題是，在這個有持續壓力的世界裡，腎上腺傾向卡在過激模式，使其產生過多的皮質醇，導致體重增加、疲勞、思維模糊、渴望，以及情緒波動。

除了日常的緊張情緒，如咖啡因、藥物、防腐劑、食用色素及其他食品添加劑等物質，都可對腎臟及腎上腺造成壓力。

發送心能量到腎臟及腎上腺，並加上平衡及修復損壞的意念。

小腸及大腸

小腸及大腸分別執行不同的功能。大多數消化過程發生在小腸，食物在其中經由血液吸收。大腸則從食物消化殘餘中吸收水分，並排遺固體廢物。在小腸及大腸的交界處被回盲瓣所控制，它大約位於肚臍及右髖骨中間。

回盲瓣防止大腸中的廢物倒回入小腸。當該閥被卡在開放狀態，廢物便會倒回入小腸並被血液吸收；如果回盲瓣被卡在關閉狀態，它會阻止食物消化殘餘進入大腸後的排遺。回盲瓣功能障礙可導致疾病，常被診斷為腸躁症或回盲瓣症候群。這種症候群會表現出多種症狀，諸如：右肩疼痛、右側骨盆疼痛、下背痛、心臟周圍疼痛、感冒症狀、發燒、耳鳴、噁心、頭痛、假性鼻竇感染、口臭、臉色蒼白、眼下黑圈、頭暈、突然口渴及腸道障礙（腹瀉／便祕）。

你可以發送能量到整個腸道系統，要特別注意右下腹部來處理回盲瓣。因為使用意念來引導，我們發送能量的準確性比以前更好了。

脾

脾是免疫系統的重要部分，能幫忙預防感染。它位於左上腹部，胃的後面。它是由左胸廓肋骨保護，除非腫大，不然很難摸到。

脾能移除舊的血球細胞，並能夠生產及儲存新的紅血球細胞。它還擁有超過人體一半的單核細胞（一種白血球），參與受損組織的修復。這些單核細胞會聚集在受傷區域，是一種緊急搶修機制。例如，

在狹心症發作後，大量單核細胞從脾釋放，聚集在受損的心臟肌肉周圍，以協助修補。

脾是一個很獨特的器官。在其他器官，血液循環的順序是，流過一系列的動脈，分成微血管，再聯合成靜脈。然而，在脾臟中的血液流動，是傾倒入小水坑狀空腔，稱為靜脈竇。血液在細胞之間擠壓流出脾臟。因為血液被擠壓時，血液傳播的寄生蟲、老化的血細胞及氧化損傷就會被去除。換句話說，脾過濾並更新了血液，同時建立特殊白血球的緊急供應，以應付組織修復所需。

脾反映身體的變化。在消化作用時及其後，脾臟尺寸增加。感染的存在也會使脾臟增大。如果脾臟變得過大，或遭受創傷的打擊，便會破裂。

運行能量進入脾，是一個幫助它恢復平衡、更新血液、增強免疫系統很好的方法。

淋巴系統

淋巴系統用於收集、過濾及排出細胞間液，輸送和庇護某些專門的免疫細胞。它是由導管和結節組成的系統，分散於整個身體。因為這樣分散的特性，淋巴系統可能最好使用「圖示」（Cicons）來療癒（見第十五章），從而發送心能量到整個系統。

淋巴系統是免疫系統的一部分。淋巴系統連結脾、胸腺和骨髓，負責移動攜帶淋巴細胞的淋巴液通過全身。淋巴液來源於血漿。當血液流經微血管床時，速度減緩足以允許血漿（血液的液體部分）滲入組織中，提供營養、氧氣和激素給細胞。隨著液體離開細胞，它清除

細胞產生的廢物。這些組織液隨後被淋巴系統收集。

淋巴液單向流動，最終，淋巴管匯入鎖骨下方的鎖骨下靜脈。右淋巴總管排出從身體右上四分之一的淋巴液，左側導管（胸管）排出從身體的其餘部分攜帶的淋巴液。

全身散布著六百至七百個淋巴結，它們在淋巴液返回循環系統之前將其過濾。它們還捕捉並消除癌細胞。不像循環系統，淋巴系統沒有泵推動。淋巴液是由我們肌肉的動作來推動。

當淋巴組織或淋巴結發炎、損壞或被摧毀，淋巴液不能適當地從該區域流出，就會導致淋巴水腫。

當練習運作在身體某些區域的淋巴系統時，想像淋巴液非常容易地流動。當你在第十五章學習如何用代表「圖示」來工作後，你還可以運作在整個淋巴系統上。

我覺得有趣的是，涉及到免疫系統的身體部位，一般都在我們感覺最脆弱之處：大腿內側、腹部、腋下、上胸部和頸部。

生理上的運作

現在，你有了如何以意念傳送心能量到人體不同部位的概略認識，你可以實驗並創造你的療癒工作。根據我們的經驗，令人驚奇的是，無論你嘗試任何方法來做療癒，都會成功。

在這一章中，我們已經討論了許多身體中最重要的器官、腺體的結構和功能。當然，我們並沒有討論到全部，但你已了解狀況了。如果在身體的某些部位有問題，只要發送心能量到那裡，將意念專注在你的解剖、生理、傳統中國醫學或任何其他療癒方式的所有知識上。

你甚至可以嘗試運作在細胞的特定部分（如粒腺體，它是細胞的代謝發電站），或在特定的基因、蛋白質、核酸或分子生物步驟（如涉及老化的端粒和端粒酶，或參與清除自由基的穀胱甘肽），這取決於你對生理學及生物化學等其他層次理解的興趣。我們才剛開始探索這些可能性。

當然，沒有器官或腺體是一座孤島。在生命奇蹟般的舞步下，它們彼此互動並相互支持。所以當你開始在一個部位運作，你的直覺或接受心能量者的反應，可能很快把焦點引導到另一部位。在量子觸療1的建議是跟隨疼痛，這個建議在量子觸療2可以擴展成：跟隨這一問題，無論它會引導你到何處。

如果你真的不知道問題直接牽涉到哪些器官，以及如何做及為什麼，就直接從問題本身開始。如果此人是感覺疼痛，就發送心能量來緩解他的疼痛。如果是血氧過低，就發送心能量到那裡，再加上提高它的意念。如果血糖混亂地忽高忽低，發出心能量，想著讓血糖平衡。如果這個人是疲累、精力不足，發出心能量使他放鬆及振作。如果從中國傳統醫學的指標顯示某些特定的不平衡，發出心能量以重建平衡。在第十五章，我們將介紹如何使用「圖示」，讓這些工作得以更快速、更簡單。

療癒可以是一個解謎的過程，包含我們無法理解的複雜性。幸運的是，我們用量子觸療2的方法處理，可以變得很簡單——只是發送你的愛，你的心能量，讓身體智能從那裡接手。

9

骨骼、脊椎的結構調整

我們並不是真的創造奇蹟；

我們只是重新定義什麼是可能的。

——理查‧葛登

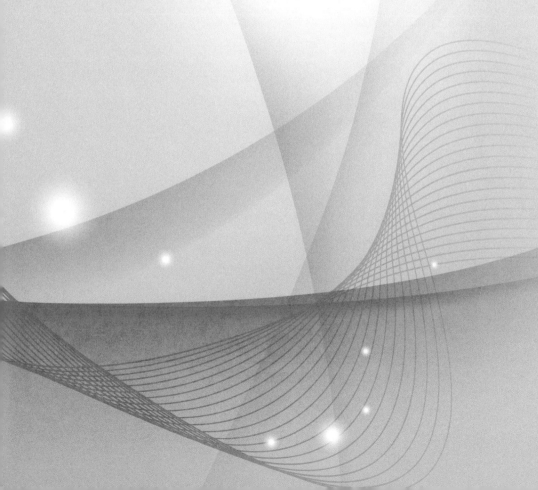

你可在量子觸療2.0使用意念作用在各種層次的特定目標，大到整個身體，小至細微的解剖單元。本章可以幫助你專注於更特定的意念。如果你比較喜歡運作在全面性的範疇，你可以跳過本章。

人體骨骼是一個驚人的結構，當它健康時，使我們可不費力地展現姿態，四處移動，並與環境中的事物互動。然而，當骨骼排列不整齊，並且連接它們的韌帶被拉扯或受傷，各式各樣的健康問題都可能發生，包括疼痛、運動問題和器官障礙。結構調整療法（structural alignment therapy）可重新排列骨骼，往往能療癒這些情況。

當大多數人想到結構調整療法，腦海裡浮現的景象是強力的整脊調整、物理治療、深部組織體療，或者動手術在脊柱裡插入一根鋼條來矯正側彎。這些都是使用外力的舊傳統模式方法。隨著量子觸療2，我們往往能夠不用外力、甚至不用觸摸來做結構調整。

在這裡，我們為大家帶來了一些量子觸療2的結構處理應用程式。有些是真正令人驚訝並具開創性，其他則很容易被忽略，但事後檢視則都具有顯著效果。對於許多結構處理的應用程式而言，需要將注意力放到身體其他可能會被忽視的各個部位。

當你使用量子觸療2的應用程式，你不必改變使用心能量、呼吸和意念的過程。你只需將此過程，用於不同的結構和情況。最終，我們正在尋求人體自身的理想狀態，我們甚至不需要明白那意謂什麼。我們的意念就足夠了。

這裡有一個有趣的悖論（paradox）：一方面，我們能夠影響結構調整、但不需熟悉解剖學和生理學，並能輕易地依靠身體智能來工

作；另一方面，對於某些應用程式，熟悉解剖學和生理學卻是非常有
用或甚至是必要的，而且有越具體的了解越好！我覺得很有意思的是
結果，即便我們採用這兩種表面矛盾的方法。第二十三章會對此悖論
和它的顯著意涵作深入討論。

在你使用這些應用程式時，不用擔心想要做到完美。哪怕只是看
著身體某個區域的圖片，就可以幫助你的潛意識，取用它進行時所需
的訊息。應用程式都很容易，所以讓我們開始吧！

在第四章中，你學會了如何調整髖部。在身體的其他部分調節骨
骼也很容易，你只需要一些解剖學基本知識，就可以開始練習了。

你也許會有疑問，為什麼了解一些解剖知識有助於運用量子觸療
2。在量子觸療1的教學中，我曾經說過，你不需要知道解剖知識，
你只需要將生命能量圍繞在身體患部，並「追隨疼痛」。這種方式
在量子觸療2，效果依然很好。但在量子觸療2，你依然有能力更直
接、有力、有效地去使用意念及想像具象化，把你的心能量發送到非
常具體的解剖部位。視像化需要一些身體結構的基本知識。你學習越
多的解剖，療癒身體的視像化就會越具體及有效。

在許多情況下，我建議量子觸療2的使用從髖部和尾骨開始。髖
部形成支撐上部結構的支架，骨盆是脊柱的終端，一旦排齊了，就可
以開始對準身體的其他部位。

尾骨

尾骨是一個在脊柱底部的三角形部位，由若干個尾骨椎骨結合形
成。典型的尾骨有四個椎骨，但有些人有五個或三個。正確對準的尾

骨應該在正中線稍微彎曲。當我們坐著時，尾骨應該是可活動的，並稍稍向前彎曲，幫助支撐我們。

　　摔倒、受傷、甚至分娩，都會影響尾骨準齊。當張力和粘連發生在沿著尾骨的韌帶，使其鉤向身體前方，這即是臀部和背部疼痛的主要來源。這個尾骨的鉤曲，可以壓縮或過度伸展包裹脊髓和大腦的敏感硬腦脊髓膜，產生張力以影響整個神經系統的功能。經由尾骨和頭顱中蝶骨之間的長距離連結，尾骨鉤曲造成在第十一顱神經（副神經）失調的壓力，從而使頸部和肩部肌肉緊張縮短。有些人的經歷可能是尾骨疼痛。其他人可能會遇到間接的症狀，諸如：頭痛、心理問題、脊柱側彎的模式、頸痛、肩痛、坐椅困難、性功能問題、尿床、消化問題、極度畏光、臀部疼痛、背部疼痛，或所有上述這些症狀。

練習 ＞　平衡尾骨

　　請你的客戶站立。發送心能量到對象的尾骨，並加入釋放每個椎體的意念。想像尾骨是一串微微彎曲、靈活可活動的小椎骨。請將你的愛送到每個椎骨，想像所有附著的肌肉肌腱和韌帶都放鬆及軟化，使尾骨移動到適當的準齊位置。

髖部和蝶骨之間的連接

　　在調節髖部和尾骨之後，調整身體頂部的顱骨也是很重要的。顱骨位在脊椎頂部，如果它是不對齊的，那麼脊柱也會跟著如此。而且值得注意的是，經由脊柱，髖部和尾骨與頭顱的蝶骨有直接的關係。

　　量子觸療2使得直接在顱骨這部位工作變得可能，但卻是其他人

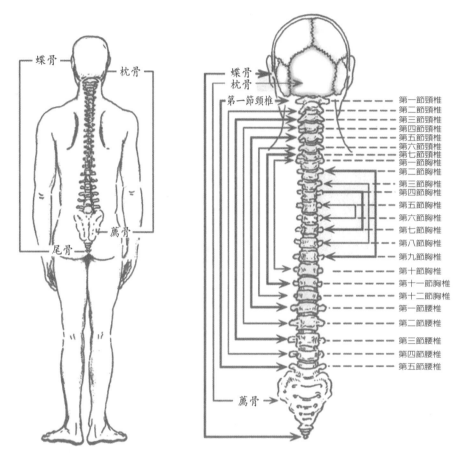

尾骨、薦骨、脊柱、枕部及蝶骨

很少注意的。蝶骨是一個令人驚訝的骨頭，具有複雜的形狀，位在頭部的中央位置，它連接並有助於許多其他顱骨的排列。大多數整脊師通常不知道該如何調整它。一個好的顱薦治療師可以進行調整，但可能無法長久維持。使用量子觸療2，我們可以讓蝶骨的調整維持長時間效果，甚至可能是永久性的。這會令人感到驚嘆！

無論我們如何誇大「理解並調整蝶骨的重要性」，都不爲過。我要歸功於結構能量療法（SET）的創始人唐・麥肯，以及他的資料。唐有近兩百位受益於蝶骨調整的名單。他愛用量子觸療2技術，因此，他鼓勵所有從事SET的人去學習它。因爲用量子觸療2作用在蝶骨是如此徹底及持續驚人地有效，我們用第十九章所有的篇幅，專門來討論這個應用程式。

脊柱

接下來，我們可以運作在全部的脊柱。脊柱支撐上半身，並保護脊髓。脊髓的直徑大致和你的手指相同。它被包裹在作爲緩衝的脊髓膜和腦脊液中，被脊柱包含保護。脊髓是由數以百萬計的神經纖維組成。神經是人體的電氣線路，幾乎所有神經皆起源於脊髓（顱神經例外）。

我建議在面對所有器官的問題之前，先處理脊柱。這麼做的原因是，所有器官都通過神經系統支配，如果椎骨錯位時，它會對脊髓和該區域發出的神經造成壓迫，也會削弱電刺激訊號的傳播。如果在神經系統中有阻礙，那麼即使是正常健康的器官，也不能達到最佳工作狀態。發送能量給內臟器官，卻不修復神經系統，就像電路壞掉卻去換燈泡——這是重點所在。

脊柱分成四個部分：頸椎、胸椎、腰椎，以及薦骨／尾骨。每個都有不同的椎骨形狀和功能。

頸椎是由七塊椎骨組成（第一頸椎C-1至第七頸椎C-7）。這些椎骨有脊柱裡最大的運動範圍，使我們能夠傾斜和轉動頭部。支持旋

轉的兩個關鍵椎骨是第一頸椎C-1和第二頸椎C-2，這兩個椎骨可因蝶骨的旋轉及（或）枕骨的傾斜而造成錯位。一個排列良好的脖子呈反C形曲線，並凸向前方。

頭部撞擊、頸部痙攣、睡眠姿勢錯誤、姿勢不良，以及不正確的搬物方式，會導致寰椎（第一頸椎C-1）的錯位（半脫位）。這種類型的錯位，可見到頭傾斜向一側與下巴轉向相反側。當第一頸椎C-1錯位時，流到大腦的血液會受到限制，在顱底和頸部的肌肉緊張，形成沿此處脊椎發出或行經的神經額外的壓力，造成肩、背部、膝蓋、小腿和腳等處疼痛。另一個寰椎半脫位的跡象是長短腳。

第一頸椎C-1的半脫位也會造成頭痛、肌肉疼痛、疲倦、頭暈、耳鳴、過敏、高血壓。花時間處理這方面的問題，能幫助你的對象療癒各種毛病。

胸椎（第一胸椎T-1至第十二胸椎T-12）支撐保護胸部器官的肋骨。比起頸椎或腰椎，胸椎有更少的活動度。通常情況下，胸椎呈一個凸向後面的C曲線，和頸椎相反方向。

腰椎有五個椎骨（第一腰椎L-1至第五腰椎L-5），這些是身體中最大的椎骨。如同頸椎一樣，腰椎的脊柱有一個反向的C形曲線，凸向前方。

最底下的腰椎，即第五腰椎L-5，就位於薦骨上，這是由五個椎骨融合形成的，形成連接的骨盆帶的堅固V形單元。

以下是椎骨的列表，以及其所發出神經支配的主要區域。

第一頸椎C1：腦下垂體、頭皮、顏面骨骼、腦、內耳和中耳、交感神經系統、眼睛、耳朵、供應頭部的血液循環。

第二頸椎C2：眼睛、視神經、聽神經、**鼻竇**、乳突骨、舌、前額、心臟。

第三頸椎C3：臉頰、外耳、顏面、牙齒、三叉神經、肺部。

第四頸椎C4：鼻、唇、口、耳咽管、黏膜、肺。

第五頸椎C5：聲帶、頸淋巴腺、咽。

第六頸椎C6：頸部肌肉、雙肩、扁桃體。

第七頸椎C7：甲狀腺、肩滑液囊、肘。

第一胸椎T1：手肘以下，包括手臂、手腕及手指；食道和氣管；心臟。

第二胸椎T2：心臟，包括瓣膜和冠狀動脈；肺、支氣管。

第三胸椎T3：肺、支氣管、肋膜、胸部、乳房、心臟。

第四胸椎T4：膽囊、總膽管、心臟、肺、支氣管。

第五胸椎T5：肝、太陽神經叢、循環（一般）、心臟、食道、胃。

第六胸椎T6：胃、食道、腹膜、肝臟、十二指腸。

第七胸椎T7：腎、闌尾、睪丸、卵巢、子宮、腎上腺皮質、脾、胰、大腸。

第八胸椎T8：脾、胃、肝、胰、膽囊、腎上腺皮質、小腸、胃幽門閥。

第九胸椎T9：腎上腺皮質、胰、脾臟、膽囊、卵巢、子宮、小腸。

第十胸椎T10：腎、闌尾、睪丸、卵巢、子宮、腎上腺皮質、脾、胰、大腸。

第十一胸椎T11：腎臟、輸尿管、大腸、膀胱、腎上腺髓質、腎上腺皮質、子宮、卵巢、回盲瓣。

第十二胸椎T12：小腸、淋巴循環、大腸、膀胱、子宮、腎、回盲瓣。

第一腰椎L1：大腸、腹股溝環、子宮。

第二腰椎L2：闌尾、腹部、大腿、膀胱。

第三腰椎L3：性器官、子宮、膀胱、膝、前列腺、大腸。

第四腰椎L4：前列腺、下背部的肌肉、坐骨神經。

第五腰椎L5：大腿、小腿、腳踝、腳、前列腺。

薦骨：髖關節、臀部、直腸、性器官、外生殖器、膀胱、輸尿管、前列腺。

薦神經叢：形成坐骨神經及其他神經以支配腿、膝、踝、腳、趾、肌肉、關節和其他結構。

尾骨：直腸和肛門。

練習 ▶ 平衡脊柱

讓你的夥伴或對象舒服地站著或坐著。你站在對象的後面，用眼睛將你的意念專注在每個椎體，傳送心能量並意念著放鬆肌肉和調整脊椎。如果你知道牽涉到某個椎骨，你可以更專注於它們。但沒有脊椎是孤立的，所以對整個脊椎工作可以幫助局部區域癒合得更快。

肩

肩部疼痛是很常見的，並且可以是許多不同問題的結果。這可能

是由於脊椎錯位，如剛剛所討論。或者，它可能是由於在肌肉觸發點（trigger points），滑液囊發炎、筋膜撕裂、關節炎、病變、粘連，或者脫臼。隨著量子觸療，我們並不需要診斷原因，我們只是關注並支持療癒。

　　在解決肩部疼痛時，想像肩膀的內部結構，並把你全部的愛投入到該區域。如果你知道涉及問題的具體結構，你可以給它們更明確的關注。當你想像一個功能完美的肩膀，你放開干涉，讓身體進行必要的調整。你的目標不是去「控制」結果，而是帶著完美結果的心情發送心能量。靠著容許能量可自行運作到所需之處，你「容許」身體自主地達成療癒。

肘

　　肘是由在上臂的肱骨與前臂的橈骨、尺骨所接合而成的鉸鏈關節。這前臂的兩個骨頭可以旋轉。肘的前端覆蓋有一個充滿液體的囊或滑液囊，減少關節的摩擦。二頭肌彎曲手臂，三頭肌伸展手臂。

　　肘部肌腱及（或）滑液囊會因為重複使用或損傷而發炎，稱為肌腱炎，或「網球肘」（在肘外側），或「高爾夫球肘」（在肘內側）。網球肘患者經常在抓握物體時有困難。你可以集中心能量到整個肘部，特別注意的是牽涉到疼痛的部位。

手和手腕

　　手和手腕是一個工程上的奇蹟。機器人技術越來越接近複製它們的功能，但還有很長的路要走。

就與肩和肘一樣，腕或手的疼痛可以有許多不同的來源。放棄診斷問題的需要（如腕隧道症候群），直接發送療癒能量到手腕和手，使能量流向任何身體需要它的點，以便幫助療癒。

如果你覺得需要，那就運作在手臂和肩膀的任何位置。有時在四肢的問題，可能是身體其他部位的張力所造成的傳導痛；有時腳、膝、髖、頸和肩部的錯位，會導致腕部疼痛，所以，運作在這些位置可能會有幫助。

膝

膝蓋對生活品質是非常重要的。你的膝蓋受了很多的磨損。它們是身體中最複雜的關節之一，用於坐、站、走和跑。它們支撐身體大部分的重量，並受到了很大的壓力。

發送心能量到膝，視像化流經附著它的韌帶和肌肉的能量。想像一下膝蓋順利運作著。視像化骨頭有健康的軟骨和滑液緩衝著關節。

踝和腳

踝和腳是奇妙的身體部位，有著很多腕和手的複雜性，同時支撐整個身體站立、行走、奔跑。發送心能量的方式與上述腕和手相同，給予患處特別的關注，並以你所知道的解剖學程度，選定涉及的特定結構。

腳最常見的問題之一是足底筋膜炎，疼痛的位置在足弓及（或）腳跟。這種疼痛是刺激足底筋膜（從腳跟到前腳掌的厚韌帶）的結果。當你走或跑時，此韌帶會傳送身體的重量跨越腳底，過度壓力對

它會導致炎症。足底筋膜炎的症狀通常在早晨起床後惡化，或行走後（不是行走時），這是因爲足弓的組織因發炎而繃緊。

　　在足弓下側的疼痛也可源自於腿部後面的肌肉，提供腳向下的動作；同樣地，在腳的頂部疼痛可能起源於腿部前面的肌肉，提供腳向上（提）的動作。

　　量子觸療對身體的任何情況都有用。在結構性錯位或炎症的情況下，量子觸療2往往在幾分鐘之內產生戲劇性的結果。增強並每天發送心能量，施用於一切事物。你越練習提供心能量，效果就會越強大。我總覺得最鼓舞人心的是，了解到我們不知道可能性的限制在哪裡。

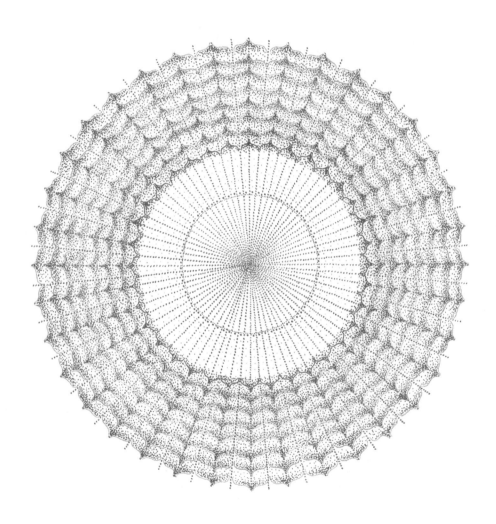

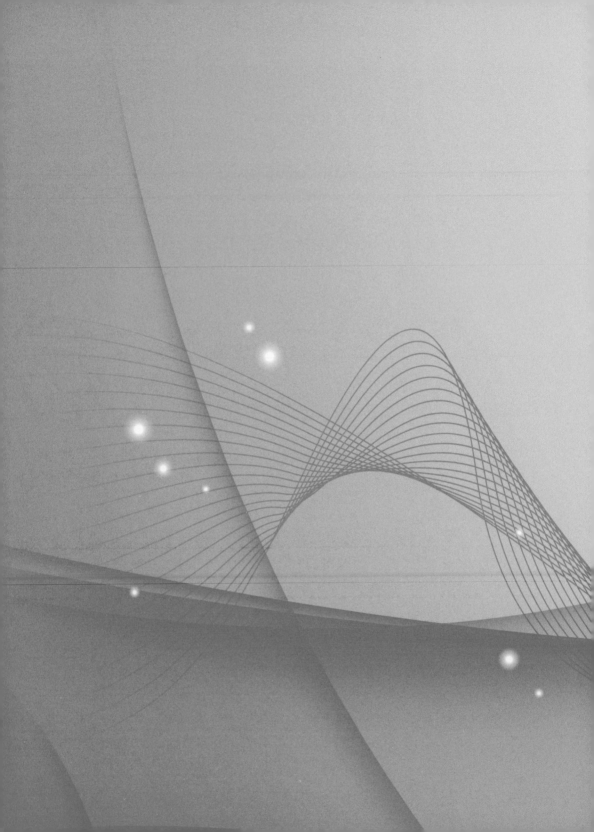

10
常見問答Q＆A（一）

美不是在臉上；美是來自內心之光。

——詩人 紀伯倫

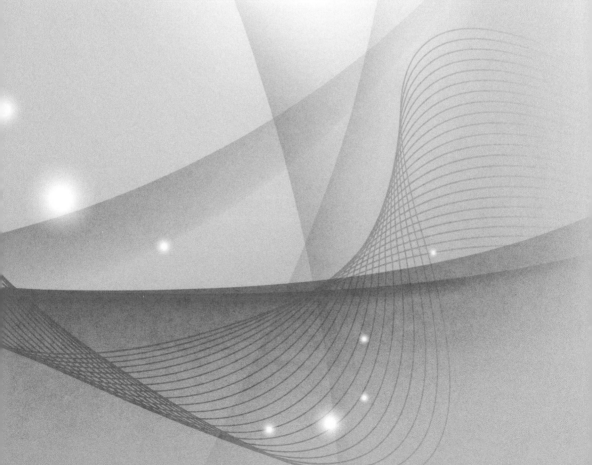

以下是一些在研習會中最常出現的問題。爲了你的方便，我們已經將問題分類。

建構心能量

Q：心能量來自於身體的心臟或心輪嗎？

能量是通過心輪產生，而不是身體的心臟。在量子觸療1，使用的是呼吸和身體意識來導引能量。量子觸療2也是用同樣的方法，但經由集中注意在心區，可以大量取用心輪的能量。加入我們的愛，容許其引導到任何我們選擇的地方。

Q：是否有任何特殊的呼吸方法？

任何呼吸方法都可以使用。我建議使用有點意念性的深呼吸，但淺呼吸仍然是有效的。根據我的經驗，呼氣時發送能量，效果很好。從你感受的心區中心發送出能量。臣服於愛之中，以獲得最佳效果。

Q：什麼是專注集中的最好方法？

在吸氣時，放鬆讓能量產生。你的呼吸和注意力產生一致性。在呼氣時，完全集中注意在你要發送能量的區域（記住，能量跟隨意念）。當你的注意力完全集中時，就如同沒有別的存在一般。

你練習得越久，越會感受到你的心更加開放。它加強你愛的能力，這將成爲你終身培養和發展的學習。心是眾生的共同點，所有的聯絡都通過心。它是通用的語言。所有的生物對愛都有反應。當把這

共鳴帶到心中，我們將擴大生存最重要的部分。

Q：什麼是容許（Allowing）？

容許是內在的平靜狀態。這有點像全然享受於一個溫度適中的熱水浴。你不必考慮去感受水的美好溫暖，而是你直接籠罩在這經驗之中。當你練習對外開放，看你能不能放手，感受一種美妙的寧靜及美麗的和平。開放你自己，讓你持有的愛如花朵般綻放擴大。不要急，就讓它發生。也許你可以放開所有的想法，並得到安寧、感激或聽任它的感覺。如果你能擅長此項，它能夠真正幫助你在療程上更加成功。

練習發送心能量

Q：多練習會增進效果嗎？

是的！當你練習及實驗，你會感到驚訝，並看到驚人的效果。你的家人和朋友會因你可以幫助他們療癒，而充滿敬畏。在規律的練習下，你將增加更多心能量的共鳴性，讓你能更有效地瞄準療癒部位。

Q：我可以在發送心能量的同時碰觸對方嗎？

是的，你當然可以使用碰觸，同時發送心能量。事實上，在某些情況下，使用雙手是非常有利的。直接碰觸身體具有安慰的效果。如果你的手停留在對象身上，它可以幫助你保持專注，特別是需療癒處在你的雙手之間。不用手碰觸的運作方式，可能會令一些人感到不

安，並震懾他們的信念。由於療癒的工作是很難捉摸的，有些人可能不相信任何事情已經發生，即使他們的症狀已消失了。你可以把手放在他們的肩上，並運作在任何身體需要療癒的部位。

Q：我可以自我療癒嗎？

是的！某些人似乎比別人更能做到這一點。我認為關鍵可能是「容許」。當我們為自己的病痛而運作在自己身上，我們可能會更執著於成效。「容許」似乎是一個觸發人體加速癒合過程的關鍵。即便如此，也有可能是因為一些我不明白的其他因素，因為比起其他很多量子觸療從業人員和講師，我在這方面的技術常不如他們熟練。例如，我發現幾乎不可能使用量子觸療調整自己的骨骼結構，但卻有許多量子觸療師告訴我，他們能隨心所欲做到這一點。

Q：我們需要得到他人的許可嗎？

對於為他人提供能量這件事，存在一些不同的意見。如果是用手碰觸的工作，這當然是一個先決條件。對於遠距離的工作，可能沒有必要去要求許可。你需要得到許可去對你見到的人發送愛，或喜愛在隔壁歡天喜地玩水的孩子嗎？我們經常未經許可就發送愛，這就是人世的自然狀態。你並不強求效果，而是關注你的意念、能量在其身上。你不是在侵犯他人。你是在散發和祈求最高的善，而不是執著於理應如此的概念。

Q：如果蝶骨已經對齊，我們可以發送能量，使它錯位嗎？

我們是利用身體智能來工作，所以不可能以意念使其錯位。如果骨骼已處於平衡，我要用意念讓它移動，它是不會移動的。

Q：我聽說過運動後肌肉痠痛，是因微小撕裂和過多乳酸引起的。痠痛的肌肉可以用量子觸療2使其再活化嗎？

延遲性肌肉痠痛（簡稱DOMS）通常會出現在運動後二十四至七十二小時。這就是肌肉因過度使用而緊張的原因。運行能量進入這些肌肉，往往能創造奇蹟。運動後或在其當中運行能量，似乎比運動前使用更成功。

Q：有什麼我們不能用量子觸療2達成的嗎？

我們真的不知道這個工作的限制。正如這本書準備付印時，我收到一封在蘇格蘭的量子觸療2講師黛博拉·蓋兒（Deborah Gair）寄給我的電子郵件，報告她在量子觸療上的巨大成功，有許多著實讓我驚訝不已：

在療程中，我已經多次成功地使用了腦內作業！幾乎所有療程都是遠距離的，Skype或電話可有可無。在某些情況下，我還運用了「自我創造健康」（這是理查下一本書的主題）。

自閉症：上特殊學校的九歲孩子，由於他的過動症

和注意力缺失症（ADD）是如此顯著降低，因而能夠上一般學校。

雙極性情感疾患（躁鬱症）：三十多歲男子疑似躁鬱症而住院兩次，並接受密集的藥物和心理治療。腦作業後，他不再被診斷為躁鬱症。目前他已停藥，並且情況穩定。

季節性情緒失調（冬季憂鬱症）：六十歲女子有嚴重的抑鬱，精神不振，慢性疲倦。現在這些症狀100%消失了。

戒菸，兩例：四十多歲男子在一個療程後，他的菸癮瞬間停止了。七十多歲女士從少女時開始抽菸，現在她排斥抽菸，並且不管在任何地方都不要有香菸靠近她！

嚴重的飲食失調：厭食症和暴食症得到徹底解決。

身體畸形恐懼症：心理不安和過度關注自己的體型，並對自身體貌缺陷進行誇張的臆想，已到多次進行外科整形的地步。在施行量子觸療2之後，他們對自己持有的新形象覺得很好，不再沉溺於手術、紋身等。

雷諾氏症候群：十八歲的學生，有很嚴重影響四肢循環的問題。徹底緩解了。

嚴重的創傷後壓力症候群：三十幾歲波灣戰爭退伍軍人，現在從精神中心出院，過著正常的、完整的家庭生活。

就在這個星期，我有更大的成功，如：有人有多年
耳鳴，有人有飛行恐懼症，有人患有慢性疲勞。

這是一個讓我們結束第二部分的完美地方，並進入到第三部分：
超乎想像的人類療癒能力，我們將告訴你如何達成類似的成果。

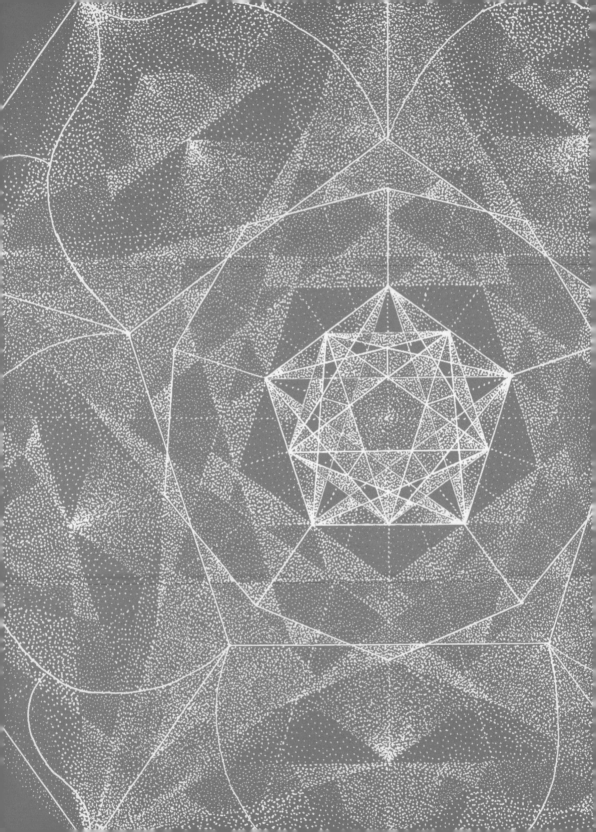

Part 3

超乎想像的
人類療癒能力

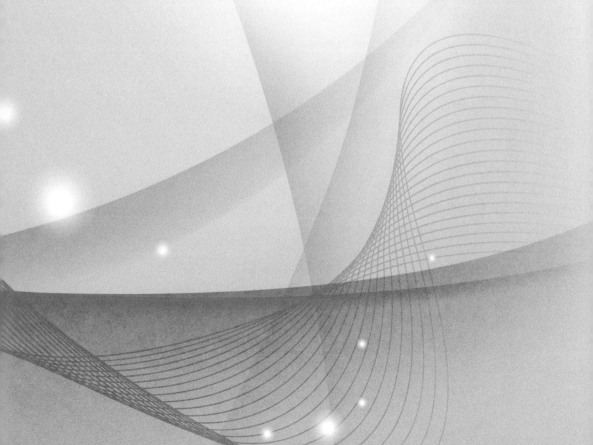

11

針對大腦特定區域的療癒

我覺得愛是神奇的。

愛使寒冷的宇宙變得溫暖。

——《星鑑奇航記》知名演員 威廉·沙特納（William Shatner）

　　誰會想像到我們能夠在大腦用量子觸療2工作？但是，我們做得到。我們將心能量及意念關注在那裡，就像任何其他身體部位或系統，然後顯著的療癒就會發生。

　　這可能是本書中最重要的一章。但是，如果你喜歡實作，而不是討論，請隨意跳到本章後面腦練習的部分。

偉大的奧祕：由上向下的療癒

　　令人驚奇的是，我們可以利用量子觸療2作用在疼痛、皮膚、肌肉、骨骼、器官和腺體。但是，現在讓我們前進得更遠、更深，進入人體的身體殿堂——最深奧的大腦。脈輪可支配軀體的奧妙面向，但大腦則支配身體的生理方面。

　　我們現在知道大腦是我們的意識、思想、觀念、記憶、情感、感官，及在空間中移動等能力的實質本體基地。同時，大腦透過精心支配的神經系統網絡，幾乎與人體內所有組織和器官直接連接，並感覺、影響、控制和協調那裡發生的一切。

　　許多科學和醫學期刊都聚焦在健康和疾病的大腦和其功能。在世界各地無數的實驗室和診所，正在做這些研究報告及文章的出版物。許多大型相關科學協會有頻繁的會議，其中成千上萬的科學家和研究人員，討論關於大腦的最新研究成果。新的藥物、器材和用於測量、成像和治療的儀器，正以越來越快的速度在開發。與大腦有關的疾病治療成本，以及花費在研究、開發的金錢，加起來有數十億美元之譜。

　　在今天，我們腦科學的技術無論有多麼先進、驚人，但與大腦本

身的複雜性及可能的未來相比，似乎仍處於非常原始的狀態。無論我們多麼看重自己，我們都還只是笨拙地搔到可能性表面上的皮毛而已，因為我們所建立的科學和技術是從下向上的。

量子觸療2正好與此相反，它是從上往下作業。我們的工作模式是量子觸療2通過意念和心能量，用身體和宇宙的超級智能來療癒。我們的工作假設是，這種智能明白的事情，遠遠比我們多，以後任何時候也是如此。它明白我們療癒的意圖；身體及大腦的解剖和生理；療癒的需求；療癒的實現。我們只是提出我們的愛和意念，然後身體的卓越智能和宇宙的理解就從那裡接手。

一次又一次，我們看到量子觸療2在大腦以及整個身體的驚人結果。而每一次，這似乎再次印證了我們的工作模式能實際成功。這似乎意味著，也許量子觸療2對大腦的療癒，超越任何用最先進知識的專家所能做到的。我們可以簡單、迅速地做到，甚至不需知道我們在做什麼，或在哪裡運作。

這些都只是量子觸療2療癒大腦的開端，但不斷傳來的故事卻是驚人且令人振奮的。就在這個星期，一位量子觸療2講師告訴我，她和一群量子觸療從業者在一位患有自閉症的孩子身上使用量子觸療2，經過幾次短短的多對一團體療程，孩子有了很大的進步，並且能在學校與同年級學生一起上課。她告訴我，她曾用量子觸療2療癒患有躁鬱症的人，只是幾次短短的療程後，他們已能穩定正常的生活。每次的量子觸療2研習會，當參與者專注心能量在對方大腦的特定部位時，他們回報的深刻經歷，通常很難用言語來形容。

量子觸療2如何在大腦中工作

當我們運用量子觸療2在大腦中工作，使用的都是與之前完全相同的原則：經由呼吸放大加強心能量，以及通過意念來導引。現在，我們的意念著眼於整個大腦本身，或者在特定部分、系統、網絡或功能，這取決於我們對大腦的知識和興趣。你並不需要了解它就可以工作了，你不用擔心會犯錯。我們假設身體和宇宙的智能更能理解我們意圖要處理的問題，並從那裡接手所有的細節。

最難的部分是，接受量子觸療2可作用在大腦中，並且會成功的想法。這是非常古怪的！第二個困難的地方是，讓自己去試一試。而第三個困難的部分是，讓自己看到及接受所發生的結果。

使用量子觸療2在大腦中工作，就像是發現了一個失落的大陸，有著令人難以置信的多樣化地形及廣闊的未探勘地，以及很多陌生的地名。但量子觸療2的原則和做法是同樣令人放心的。如果你知道有一個特別的問題，你能夠以意念專注心能量來療癒一切已知和未知的情況。如果你發現或直覺上在大腦的特定部分或系統可能有牽涉到問題，你可以用意念關注這些部位。

這裡有一個如何能夠成功的例子。本書共同作者克里斯做了一個實驗，試圖用量子觸療2幫助想要戒菸的朋友。他不知道該將心能量及意念專注在大腦的哪一個部位，所以，在朋友的辦公室裡，他當場用平板電腦在一個搜尋引擎打上關鍵字「參與戒菸的大腦結構」，結果馬上出現。前幾個答案提到了幾種結構，包括丘腦、杏仁核、紋狀體和前扣帶迴皮層。但是，其中一個答案對他來說是最有趣的：島葉皮質或腦島。有報告說，有人因意外或中風，腦島受損後，自發性地

戒菸。

　　克里斯不記得腦島在哪裡，所以他用圖片搜尋來找它。幾個圖片瞬間在他的螢幕上出現。腦島深深地折疊在大腦兩側的大腦皮質，薛氏腦裂（也稱爲側裂或側溝）之內，大腦顳葉、額葉和頂葉之間。克里斯在網路上的所有研究僅花了約五分鐘。

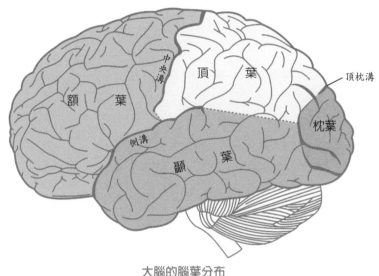

大腦的腦葉分布

　　他現在知道要把能量傳送到哪裡了。因此，僅花了兩分鐘，他傳送心能量到兩個腦島的位置，一邊一個，他想像它們顯現在朋友的大腦中，並且伴隨她失去抽菸渴望的意念。

　　這個方法似乎成功了，她有好幾個月沒有再抽菸。後來因爲面臨緊張的狀況，她又開始抽菸了。當狀況過去後，她想再次戒菸。所以，克里斯又做了同樣的量子觸療2技術，而且也再次成功了。如果

它的成功，是因為安慰劑效應，這可真是一個非常不錯的安慰劑。這只是一個軼事，但它是許多有潛力的大腦的應用程式之一，敞開被研究和實踐。

在大腦中使用量子觸療2，讓人覺得最棒的部分是，你不必延宕推託給公認的大腦專家，或因為你不知道他們所言而感到自卑。如果在這裡，看似真實的成果是可存在於現實中的，你可在身體及宇宙的超級智能完全授權下，用量子觸療2在任何情況下工作。現在，如果任何地方的專家或科學家發現有關大腦情況或疾病的對待方式，或是提升人的大腦表現及健康，你很可能可以用量子觸療2，同樣地成功辦到。你所要做的就是，設定你的意念和運行心能量。

就像身體的其他部位，如果量子觸療2看不到效果，或者結果看起來有希望，但進展上卻無法超過某一點，那麼有可能是更深層的情感問題正在阻礙，並且需要優先處理。我的下一本書將是有關於「自我創造健康」，那是一種我所開發的快速、有效地解決這些情感問題的方法。一旦它們被有效地處理後，我們經常能看到量子觸療2可加速解決健康問題。

善用大腦的資訊資源

用量子觸療2對腦部工作，正處於起步階段。我們可以寫出一整本未被開發之可能性的書籍。如果你對在腦部使用量子觸療2感到有無比的吸引力，要知道，腦部的學習深度可說是學無止境。腦部及其功能的科學知識，擴展的速度是沒有任何一個人可以跟上的。也許最好的策略是先具備對腦部的大致了解，然後在你隨時隨地想幫助別人

時，再配合特定的需要去尋求更深的知識。

　　你會發現在神經科學、神經醫學、精神病學、心理學以及更多的領域，有無盡的書籍和文章在談論腦部。網際網路可能是保持更新最佳的免費資源。維基百科是一個很好的地方，用來複習特定腦部區域的位置和功能。或者只是使用瀏覽器，詢問關於特定健康狀況的問題，並探索出現的連結。找出牽涉到哪些腦區或系統，再看看它們的位置。此外，這裡有一些我們最喜歡的低成本大腦解剖分析資源：

- 3D Brain（免費iPhone和Android應用程式）
- Brain Tutor（免費iPhone和Android應用程式）
- BrainView（免費iPhone應用程式）
- *The Anatomy Coloring Book*，作者Kapil與Elson（適合全身，腦部只有四頁）
- *The Human Brain Coloring Book*，作者Diamond與Scheibel（很棒！）
- Allen Human Brain Atlas and Brain Explorer（在human.brain-map.org免費的腦部3D模型）

腦部的練習

　　我已經在量子觸療2研習會中，使用幾個腦部不同部位的量子觸療2練習。對於許多人來說，這是他們在課程中最喜歡的一部分。正如我們前面提到的，很多人提及深刻的經驗，雖然他們很難用自己的言語來描述。這些參與者在每次練習後，似乎總是感到敬畏和興奮。

看看你會體驗到了什麼。

做這些練習時，可能的話，最好是與至少一個人合作。這樣，另一個人可以只是放鬆和體驗，而其他人則發送心能量及意念到其腦部的某一部位。如果你是獨自一人，可以嘗試在鏡子前做這些練習，或看著自己的照片，或者直接傳送心能量給自己的大腦。很多人注意到，當他們發送能量給別人的腦部，似乎在工作的同時，也得到了相同的效果及好處。嘗試每種練習各幾分鐘，然後互換角色。

1. 能量轟炸腦部技術

這通常是在研習會中最後的腦部練習，但對於那些喜歡使用廣泛意念者，它值得在此先作說明。這是非常簡單和容易做的練習。在你的心中盡可能收集愛，然後用心能量轟炸掃射並填滿整個腦部。意想能量進入、療癒、增強大腦的每一個部分。意想療癒延伸到腦部（和身體），到所有已知和未知的部分，或涉及的任何特定問題。身體和宇宙智能會在那裡接手療癒工作。

2. 顳葉

這些腦葉是在大腦兩側的下半底部（見本章的第一幅圖，137頁）。許多功能都位於顳葉，包括聽力、說話、語言、記憶、面部及物體的感知和識別。發送心能量到一個顳葉，或同時到兩個。想像一下，你正撫摸每個顳葉，包括其內側。如果你正在接收這股能量，只要放鬆並注意你的體驗。你可能會感知到東西，也許是很多東西，但是你可能很難描述它們。

3.腦下垂體和松果體

腦下垂體大約一個豌豆大小，位於大腦的底部，在頭部的中間，位於蝶骨鞍部，與眼睛的下緣水平。它被稱爲身體的主腺，分泌九種激素，調節整個人體的生化平衡與恆定。

松果體的形狀像一顆松果，約莫米粒大小。它位於大腦的中線，腦下垂體的後上方，頭部前後軸約三分之二處，與眉頭水平。松果體分泌褪黑激素，是調節人體的晝夜規律（每日睡眠－清醒）和季節性週期的重要激素。它也可能參與觸發「自然產生靈性體驗」。隨著年齡的增長，並且有可能因曝露於氟化物中，松果體往往會鈣化，可能會降低其功能。

對自己或他人，以意念運行心能量進入到這些腺體，能夠達到平和、清晰的洞察力和振奮的感覺，或者其他感受。它能夠幫助啓發這些腺體，有更全面、更好的功能。

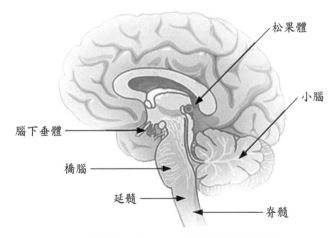

松果體
小腦
腦下垂體
橋腦
延髓
脊髓

腦幹的結構，包含腦下垂體和松果體

4.胼胝體

　　胼胝體是一個寬而平的神經纖維束，是大腦中最大的神經束，連接左和右大腦半球。它通過其2至2.5億條神經軸突，聯繫兩個半球大腦成為一個整體。對大腦的這個區域工作，帶來了一個非常有趣且很難形容的感覺，它可以幫助整合兩個半球，這可以概括為邏輯和直覺的能力。

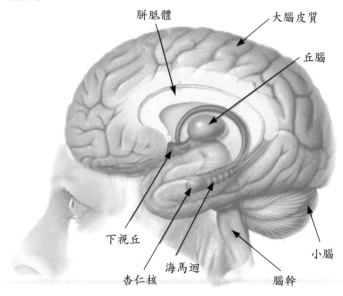

胼胝體、杏仁核、海馬迴及下視丘

5.杏仁核、海馬迴及下視丘

　　大腦具有兩個杏仁形狀的杏仁核，每個位於該側海馬迴的前端，腦部中下方，顳葉的內側部分。杏仁核參與記憶和情感反應，尤其是創傷和恐懼。

　　海馬迴有一對，各在大腦的每一側顳葉內，它們擔任形成記憶的核心角色，具有通過空間的導航能力，以及文章中文字的前後閱讀順序。當海馬迴因老年或由於事故或疾病而受損時，形成新記憶的能力可能會損壞或喪失。

　　我們似乎可以發現，發送心能量給杏仁核和海馬迴，同時可以幫助開啓和釋放恐懼與創傷的記憶，使一個人能有更靈活、自由、充實及快樂的生活。

　　下視丘是腦幹的一部分，約杏仁大小，這是我們與魚類及爬蟲類共有的部分原始大腦，在腦的中下部位。它連接到神經系統與腦下垂體，並且涉及廣泛的感覺、調節和行爲等功能，包括：飢餓、口渴、體溫、嗅覺、壓力反應、睡眠、社會地位，以及性活動。

　　我們建議同時發送心能量到下視丘、杏仁核和海馬迴，可以更深入、更全面地幫助完成對過去創傷和恐懼的療癒。

6. 享樂中心和獎賞迴路

　　有幾個大腦部位涉及到獎賞和樂趣，主要沿著內側前腦束（MFB）。較顯著的部位包括腹側被蓋區（VTA）、伏隔核和前額葉皮質，以及中膈、杏仁核和丘腦的部分。多巴胺的釋放是獎勵系統內的主要神經訊號傳遞物質。該系統是複雜的，但總結來說，它導致樂趣和行爲的強化，包括成癮，無論對我們是好是壞。當實驗室的動物被賦予一個開關來激發自己的MFB，牠們比任何其他活動都更喜歡它，甚至是進食。牠們甚至可以持續推動這開關到飢餓的地步。

　　對於成癮的問題，或是研究量子觸療2對大腦的可能性，你可以

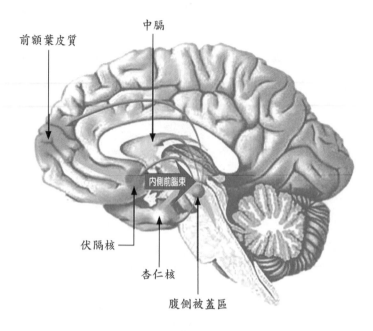

前額葉皮質

中腦

內側前腦束

伏隔核

杏仁核

腹側被蓋區

享樂中心和獎賞迴路的腦部結構

集中心能量在獎賞迴路的所有特定部位。簡單想像你正在從大腦的中間上部澆水，隨著它向下流動，並返回到大腦的下中心部位。身體似乎明白這個比喻。如果把這個流動想像得更寬廣，它可以同時拂觸顳葉的內部。這個練習可以帶來幸福、甚至狂喜的感覺。

有了這樣的練習，整個大腦開始看起來像是一個包含愛和經驗又令人難以置信的樂器。在無盡的空間、方向、條理及領域裡，進行著探索、療癒和享樂。

這是心靈在控制嗎？

科學家和工程師們已經展示，他們可以用藥物和電極接入動物的大腦，控制其情緒和行為。蟑螂和飛蛾已經活生生地變成了可以無線

控制的機器動物。催眠、潛意識訊息、廣告、宣傳、心理等操作，可以控制或影響人的信念及團體的行為。因此，量子觸療2會變成一個可怕的新工具，在沒有意識或許可下，或違背自己的意願來操縱或控制人嗎？

我們不這麼認為。雖然頭腦、思想和動機可以被破壞和操弄，但我們相當肯定的是，心能量不會如此。我們的工作模式和經驗是，量子觸療2中的一切都經過心的過濾，並通過高階自我引導，以及世界上每個人的參與。人類的想法可以經由無知、消極的情緒、自私的濫用、刻薄、創傷和戰爭，而把我們送回到石器時代。但當心能量工作時，我們似乎覺得歡天喜地，並讓我們走向更美好的未來。量子觸療2似乎能夠只表現和響應正向的意圖，而不是負面的。如果人的情緒或其他原因還沒有準備好要療癒，他們可能就不會得到療癒。如果他們在量子觸療2的過程和體驗中，開始感受到更多的愛、開放、快樂、愉悅，他們仍然有選擇的自由 —— 擁抱它，或者轉身離去。

大腦區域在各種情況下的工作情況

我們才剛開始探索量子觸療2在大腦工作的可能性。當你在網路上或參考書中查詢，你可以找到參與各種心理和身體健康狀況的大腦區域。我們的工作假設是，如果你以療癒的意念發送心能量到這些已知和未知的相關部位和系統，都會發生美好的療效。在接下來的兩頁表格中，你會發現一個初步的量子觸療2腦部療癒指南的可能模樣。如果有疑問，請嘗試能量轟炸腦部技術。如果量子觸療2真的能在腦部作用，我們才剛剛開始想像那些可能性。

針對各種腦部相關情況所建議的關注腦部區域

腦部相關情況	建議量子觸療2關注的腦部區域
創傷後壓力障礙（PTSD），恐懼和創傷記憶，焦慮，恐慌症	杏仁核，海馬，下丘腦，前腦，邊緣系統；正腎上腺素，血清素，以及GABA系統
阿茲海默症（AD），記憶喪失，失智症	海馬迴，額葉，一般腦發炎，能量轟炸腦部技術
帕金森氏症（PD）	黑質，紋狀體，殼核，尾狀核，橋腦，腦幹；多巴胺系統；腦發炎，能量轟炸腦部技術
悲傷（複雜），分離壓力	伏隔核
中風	專注於患處，能量轟炸腦部技術
抽菸成癮（簡單，準備戒菸）	腦島
一般成癮：對於暴食和醉酒	背側紋狀體，伏隔核，丘腦和蒼白球
一般成癮：為了避免戒斷和負面影響	杏仁核，伏隔核和終紋床核
一般成癮：對於專注和期待	腦島，海馬迴，前額葉皮層和眶額皮層。考慮使用一個圖示代表全部位置，或能量轟炸腦部技術
憂鬱症，躁狂症，躁鬱症	前腦（額葉和顳葉）和邊緣系統（海馬，杏仁核，扣帶迴），HPA軸（下視丘，腦下垂體，腎上腺），中縫核，藍斑；以及血清素，多巴胺，正腎上腺素系統。考慮能量轟炸腦部技術

腦部相關情況	建議量子觸療2關注的腦部區域
癲癇	使頭腦冷靜；增加GABA；能量轟炸腦部技術
精神分裂症	前腦，後腦，腦幹，小腦，丘腦，腦部大部分；能量轟炸腦部技術
強迫症（OCD）	血清素系統；能量轟炸腦部技術
偏頭痛	腦血管；血清素，抑鈣素和一氧化氮系統；能量轟炸腦部技術
多發性硬化症（MS）	一般腦炎症，免疫系統，髓鞘，結疤；能量轟炸腦部技術
自閉症	炎症，腸道菌群失調；能量轟炸腦部技術
言語和語言障礙	布羅卡區（語言運動）與韋尼克區（語言接收）
出體經驗（OBE） 瀕死體驗（NDE） 神祕經驗	薛氏腦裂（也稱為側裂或側溝）
神祕的宗教經驗	右內側眶額皮層，右中顳葉皮層，右下和優越的頂葉小葉，右側尾狀，左內側前額葉皮質，左側前扣帶皮層，左頂下小葉，左側島葉，左尾狀核，左腦幹和紋狀體外皮層（Beauregard & Paquette, 2006）
精神病態及社會病態	杏仁核，腹側紋狀體，眶額皮層，前、後扣帶皮質，前額葉，顳葉，海馬迴，基底節，腦島，下視丘—腦下垂體—腎上腺軸（HPA）。能量轟炸腦部技術
守財奴症候群 （自私，缺乏同情）	自私：腹內側PFC（前額葉皮質），背內側PFC和伏隔核。 慷慨和信任：腦島，輔助運動區，背外側PFC和顳頂交界處（LJ Chang et al., Neuron, 2011）

147

量子觸療2運用在腦部研究的可能性

　　量子觸療2運用在腦部的初步階段，我們現在所擁有的是耐人尋味的故事及親身經歷。這是任何積極的科學家研究成熟的領域。在這裡，簡單地說，我們真的想看到有幾個研究問題和方法的建議被採納。我們和很多量子觸療2療癒師會很樂意與科學家對以下的項目進行合作。

　　腦電波儀（EEG）：頭骨外面測量的電活動，會被量子觸療2影響嗎？幾年前，諾曼·希利博士（Norman Shealy, MD, PhD）有非正式對照實驗，顯示量子觸療1對腦電圖有很強的影響（結果請詳見我的前一本書《量子觸療好簡單！》）。所以，如果量子觸療2也有顯著的、可衡量的效果，我們也不會感到驚訝。在不同的受試者和量子觸療2療癒師，不同腦部的位置及意念會有什麼樣不同的效果，這將是有趣的。療癒師在進行量子觸療2時，是否有特定的腦電波模式？

　　功能磁振造影（fMRI）：功能磁振造影可顯示當量子觸療2關注意念時，在腦部的特定部位或其他部位會有什麼效果？一次或多次療程後，有任何大腦功能持續的改變嗎？功能磁振造影可否顯示量子觸療2療癒師在實作時，特定腦部位是否有較多或較少的活動？療癒師和接受者的相應腦部位會同時活躍嗎？研究者喬意·瓊斯（Joie P. Jones）和楊裴（Young K. Bae）已在過去十年中，做了許多功能磁振造影實驗，顯示出特定腦部位對應遠程穴位的刺激會有反應。如果量子觸療2有像這樣戲劇性的結果，這將能夠真正開拓這一領域。我們只需要合作者和一些資金。

　　正子攝影／電腦斷層／磁振造影（PET/CT/MRI）：執行量子觸

療2療程，會改變健康正常人的腦部幾何形狀、代謝和功能嗎？或是在各種疾病狀態，如自閉症、帕金森氏症、阿茲海默症或腦中風之後能有所改善？

心理學和精神病學：在無數不同的心理和情緒狀態領域中，有無盡的事物可用量子觸療2測試，諸如：腦部化學、行為、學習及記憶、憂鬱症、躁鬱症、疼痛、智商的提高、成癮、自閉症，以及更多方面。

結論

上述這些仍只是在腦中使用量子觸療2的起步。我們的研習會裡，每個人都有過出乎意料的經歷。量子觸療2療癒師有越來越多使用這種方法而療癒成功的故事。

以今日神經科學的角度而言，我們可以不碰觸、不用藥物、設備或外科手術，遠距地實作在腦部的特定部位，這一想法是令人驚訝的。如果它確實有效，這將是令人震驚的。我們希望能有科學的確認和更多的見解，可放在這本書的第二版。

在此期間，為了自己和他人，我們希望你給量子觸療2腦部工作一個嘗試的機會，並請讓我們知道你的結果、經驗，以及你的新應用程式。

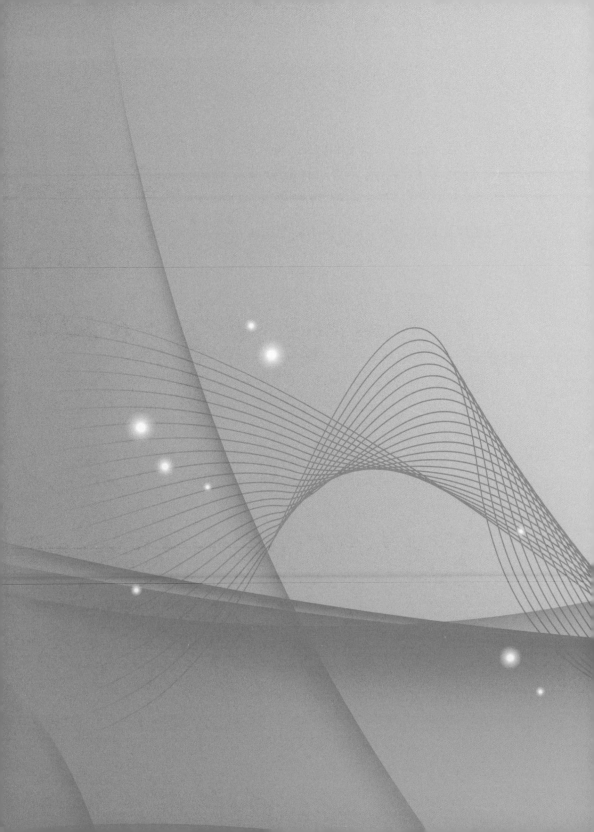

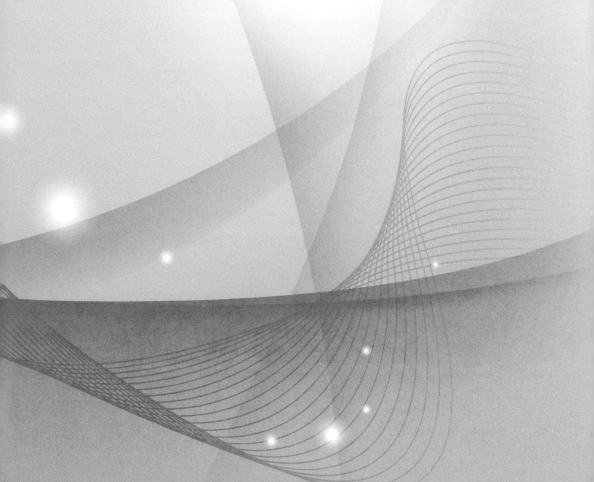

12

量子觸療與耳穴

人類的意念能夠顯著影響物質的特性及現實的本質。

──威廉·提勒博士（Dr. William A. Tiller）

　　新的應用想法幾乎隨地會產生。在上世紀九○年代中期，我在一家藥草店與一位藥草專家／針灸師談論許久。過了一會兒，他抱怨嘴巴裡有些令他疼痛的口瘡。我知道耳朵有針灸穴位，於是我問他，「嘴的耳針穴位在哪裡？」他指著自己耳中的一個點。

　　因為當時我還不會使用量子觸療2，就把手指放在他的雙耳內剛定位的點上。他既驚奇又詫異地張大眼睛看著我，然後問我在做什麼。他告訴我，他的整個口腔充滿針刺感。在當時，我的感覺是強烈的尖銳能量從手指傳入碰觸的口穴位點。幾分鐘後當我結束療程時，他說疼痛馬上舒緩下來。幾天後他打電話給我，說口瘡完全消失，且沒有再復發。

　　我們發現只要是可以用雙手做的療癒，在量子觸療2中，你也可以不用雙手就能做到。所以，在洛杉磯的量子觸療2研習會中，我就想嘗試一個有趣的新應用程式：耳穴治療，卻不碰觸耳朵。主要的耳穴分布像一個倒置的胎兒映射於耳朵上。但是我想，與其只集中能量在一、兩個點上，不如嘗試發送能量給整個耳朵，同時療癒全身。

　　二○一二年九月二日，這是研習會的第二天，我請三到四個人一組圍成一圈，我自己也加入其中一組。首先，我們各自發送三分鐘能量給右側人的整個左耳，然後我們轉向並發送三分鐘能量給左側人的整個右耳。後來，隨著人們分享他們所經驗到的溫暖、刺麻與療癒，房間裡就充滿了嗡嗡聲響般的興奮和熱情。

　　利用量子觸療2，你可以帶著幫助療癒任何需求的意念，將能量導向耳朵，經由最適合的穴點產生最好的效果。這的確是作用在整個身體的快速方法。

Q：我們是作用在整個耳朵上、耳內及耳背嗎？

是的，你帶著作用在最有效穴點的意念，作用在整個耳朵上，包括已知及未知的耳穴點。請意想著能量會傳送到身體最需要的部分。可能一次作用在兩耳，同時使用一個圖示。

Q：如果同時合併用針灸或壓按經絡穴位，會如何呢？

有何不可呢？我們利用量子觸療2嘗試的任何事物，似乎都能配合得很好。當同時傳送療癒的意念及心能量，身體和宇宙似乎能理解它，並達成最合適、最需要的療癒。

針灸的經絡和耳針點，兩者都是可以指導我們嘗試指引療癒意念的圖譜。但它們不是唯一。如果你在網路上搜尋，會發現人們已在身體的其他部位找到類似的反應點，例如在腳和手上（反射學，足部按摩），在面部和頭皮，甚至是眼睛的虹膜（虹膜學）。另外也有觸發點和壓力點，以及也許還有身體其他點位，可使用在不同的療癒方式。如果所有這些圖譜和點位都可以與量子觸療2合併使用，我們也不會感到驚訝。但另一方面，耳朵在方便性及易於一次聚焦全身各處這部分，卻是很難被其他方法所擊敗的。

與往常一樣，我們鼓勵你在量子觸療2中，按照你的知識、興趣和直覺去探索與嘗試新的東西。如果你有一些令人興奮的發現，請讓我們知道。

耳針穴位點

13

演講者、歌手、演員、
藝術家、運動員的見證分享

既然我們不知道可能性的限制是什麼，
就讓我們釋放想像力去探索和發現吧！

——理查·葛登

當你嘗試量子觸療2時，只是簡單地將你注意到的一個問題，運用一點創意和試驗，就能發掘新的應用程式。以下是在各種生活情境中，可能會有幫助的應用程式。更重要的是，希望藉由我的分享，讓這些程式激發你的想像力，並如你所願地發現許多新的量子觸療2應用程式。

克服怯場的恐懼

人們最常見的恐懼之一，就是在大批觀眾面前說話或表演。這裡是一個使用量子觸療2幫助你克服這種恐懼的方法。

我認為要立即在眾人面前說話或表演，會使人感到恐懼的主要原因是，我們通常不習慣有這麼多的人突然擠進我們的自主空間內。一旦人數超出我們可舒適溝通的範圍時，我們可能會感到不知所措，並疏離所有那些可能評判我們的陌生人。

要處理這種恐懼，並了解如何順暢地改變它，可以想像你是在非常眾多並且可能挑剔的觀眾面前。感受那種恐懼或焦慮。感覺你的整個身體僵直，手心出汗，呼吸急促；你會想要逃避，甚至希望能緊縮蜷曲成胎兒的姿勢。了解你的可能反應，會幫助你在下一次發言時轉變情況。

現在運行心能量進入這個場景，讓愛的範圍延伸到前排的假想觀眾。當你準備好時，擴大你的心能量包括到下一排、然後再下一排的假想觀眾。漸漸地，把你的心能量充滿整個房間。你現在是不是感覺好些了呢？

當一個真正關係人生成敗階段的機會到來時，最好的應對方式

是，在你迎向麥克風之前，甚至在你起步走向舞台前，擴大你的心能量，超過室內空間本身或是整個大會堂。將所有人含括到你的心能量空間內，這樣可以帶走疏離的感覺及不熟識的恐懼。另外一個好處是，你在對觀眾做一個微妙的療癒。人們會感受到你的愛，並且會因為這微妙內部作用的結果而更加欣賞你。

最偉大的演講者或表演者在登上舞台時，感覺整個空間都被照亮了。所有的觀眾，即使在後排，也會覺得與他們有即時的個人連結。也許這些演講者和表演者，無意中發現了如何放大和擴大自己的心能量來填補空間，並包裹每一個人。現在，你已擁有由自己來執行以上工作的意念和技能了。

運用心能量，女演員得到演出機會

我住在洛杉磯，不時地會遇到演員。在我經常去的一家咖啡館中，有一個頗具吸引力的女孩在櫃檯後面抱怨說，儘管參與許多次試鏡，她都沒有被表演工作所錄用。在我教她一些有關能量的調節幾分鐘後，很快地便改變這個情況。

許多有吸引力又表演得很好的演員在找工作，這些有才華的演員，成群結隊地在長長的隊伍中等待，只為了得到一個試鏡的機會。那麼，什麼因素決定誰能被選上呢？答案是能量。以下是我如何帶領她得到一個情境喜劇的好角色。

首先，我教她如何運行心能量。然後，我告訴她，在試鏡之前，她應該用愛和感激充滿她的能量場。下一步，就如同任何演講者和表演者，將她的心能量領域擴大到充滿整個房間，或甚至更好能到一整

個市區街道。心能量是你魅力領域的所在，你可以調整能量來縮小或擴大其範圍。在她的情況中，只需想著持續充塡，並使它巨大化。

負責演員試鏡的人，眞的不明白爲什麼某個人具有特殊的氣質，而另一個卻沒有，但他們能感覺到其中的差別，而這跟演員的能量場有關。雖然無法在實質的感覺上去分辨，但你可以眞正感受到其中的差異。當一個人有巨大的心能量領域時，你眞的不能把視線從他們身上移開。

這個女演員練習運用心能量，並在接下來的試鏡中按照我的指示去做。她讓主考官們驚訝並陶醉在她的心能量中，而她如願得到了這個角色，開啓她的職業生涯，再也不用去咖啡館工作了！

幫助歌手唱出更好的音質

歌手們早已爲量子觸療2可立即、明顯地改善他們的聲音，而感到非常驚訝。我已經多次示範這一點了。當我面對想要改善歌喉的人，我會請他唱幾小節的音符，讓他能夠感覺到喉嚨處的緊張，再聽聽他唱出的音質。之後，我會運送心能量到他的喉部區域約數分鐘，他們的聲音就感覺更流暢、更輕鬆，沒有壓力，每個人都可以聽到他們的音質明顯地變得更好。

我也教導歌手如何在唱歌時，進入且放大他們的心能量。通常的結果是，它在發聲、表達和帶給觀眾的影響上，有著令人驚嘆的差異。

以下是如何在音樂會或錄音前，幫助歌手們有更好的表現。

讓心能量充滿他們整個的發聲器、聲帶、鼻咽、喉頭等。花大約

三至五分鐘，發送能量給所有無論是已知及未知、但需要支援的區域。你也可以發送你的心能量到他們的心區，讓他們感受到愛，並能與他人共享此感受，協助他們找到自己理想的表現領域，融入並存在其中。按照這樣的方式，量子觸療2可以幫助製作一些美妙的音樂。

將愛的能量融入藝術中

你有沒有想過，為什麼親臨現場觀賞名畫，總是比完美製作的照片或海報，能再現更多美好的經驗感覺？為什麼一個現場演出，總是比用最高級的設備精心拍攝的影片要好得多？也許不知何故，原畫吸收、儲存並散發藝術家的心能量，以及創造時刻的靈感素質。也許在現場演出時，表演者和觀眾之間有真正心連心的能量溝通，而這目前還無法記錄留存在膠卷或數位媒體上。

在我看來，藝術就是溝通。把心能量轉化進入你的作品中，可以帶給你及參觀者更多的理解性及愉悅感。你的愛真的擁有影響力。你越是連結到愛，並透過你的藝術來表達，便越有可能被廣為接受及受到歡迎，並實現其藝術性。

在表演或創作你的藝術作品時，只需深切地運行心能量。永遠要不斷嘗試，看看能不能進到更深入的境界，讓你的愛活躍起來。

明顯改善運動表現及運動後肌肉恢復

用量子觸療2改善運動表現，可以作為一本書的主題。

我去了著名的「黃金健身房」本店，它位於加州的威尼斯海灘，阿諾‧史瓦辛格曾經在那裡鍛鍊健身過。MK是健身房其中一位教

練，答應和我一起工作，看看有什麼方法可以改善運動後的恢復和表現。就像一個魔術師上台前的事先準備，在我出現在健身房前，我在紙上寫了一些句子，並把它們放在不同的口袋裡。

　　MK把我介紹給他的一位名叫傑克的學員。傑克年約四十多歲，體重稍發福了幾磅，已鍛鍊了約六個星期。我被告知，傑克最多只能在機台上做三組二十五下仰臥起坐，總數是七十五下。

　　傑克一如預期地完成了第一組二十五下仰臥起坐，而當他在約九十秒的休息時間，我運行能量到他的腹肌。讓MK覺得驚訝的是，傑克做了第二組五十下仰臥起坐。我在下一組運動前，再次運行能量，而傑克做了第三組五十下仰臥起坐。我問：「你現在感覺怎麼樣？」他說，他感覺很好，準備再做一套前所未有的第四組仰臥起坐。MK看起來滿是困惑，但還是同意。在傑克的第四組中，他又做了五十下仰臥起坐。在這最後一組時，我悄悄地對MK評論說：「他的姿勢越做越好，背下去更平，胸上來更高！」MK回答：「我知道，我看到了！」

　　傑克說：「我從來沒有做過這麼多次。」我把手伸進其中一個口袋，掏出一張疊好的紙，遞給了MK，上面寫著，「我從來沒有做過這麼多次。」MK笑了，並指控我與他的學員一起共謀行動。我開玩笑地回應：「是的，我們在外面相遇，我告訴他要做一百七十五下仰臥起坐，而不是七十五下。」我問傑克，現在他的感覺如何。他說：「我感覺幾乎沒有做多少運動。」我把手伸進另一個口袋，將紙條遞給了MK，上面寫著，「我感覺幾乎沒有做多少運動。」

　　當更多的笑聲平息後，MK指示傑克到另一機台上做負重下蹲。

我只運行能量到傑克的其中一條大腿，而完全不理會另一條。經過幾套訓練後，我問傑克，評估他的感受。他動了動每條腿，再蹲了幾次，然後說：「請你也處理另一條腿。」我把做好的第三張疊好的紙拿給MK，上面寫著，「請你也處理另一條腿。」

這些反應都是可以預見的。

當運動員在訓練時，他們經常受到延遲性肌肉痠痛（DOMS）之苦。通常在激烈運動後，一至三天會發生。在運動後運行能量進入肌肉內，可以預防很多DOMS的發生。不過，一旦DOMS已經發生，則可以經由運行能量到受影響的肌肉，來減少疼痛和僵硬。我已經目睹在運行心能量幾分鐘後，運動員的痛苦指數從第八或第九級，下降到第一至第三級的程度，其結果稱之為震驚也不為過。

運動員們曾告訴我，他們受到的限制是如何在運動中迅速地恢復。人們服用類固醇的原因之一，就是為了更快地復原。我們使用量子觸療2，可以得到快速恢復的優點，卻沒有任何類固醇的負面效應。

有一次，我曾與一對競賽型體適能運動的雙胞胎兄弟一起實驗。他們做了三組多次蹲跳，而我在運動的空檔中，運行能量到其中一人的一條大腿。在我做完之後幾分鐘，運動員很驚訝地發現，被療癒的那條腿感覺恢復了30%至40%，而沒有被處理的腿部則感到疲憊和燒灼。他們評論說，他們還不知道有任何合法或非法的方式，可以給運動員這樣一個明顯而直接的競爭優勢。

很多年前，我做了一項研究來測試量子觸療將如何改善加州大學聖克魯茲分校男子籃球隊成員的運動傷害。最終的結果是，平均十分

鐘療程可減少他們的痛苦約50％平均值。這項工作是用量子觸療1完成的。現在有了量子觸療2，我們或許可以在大約兩、三分鐘得到同樣的結果。

　　使用心能量且不碰觸來減少肌肉疼痛、癒合傷口、加速恢復和提高運動成績的想法，對運動員和訓練員來說似乎有些怪異。但是，當他們看到如何在幾分鐘的簡短療程中，即能降低疼痛和增進表現，他們就可能想要試一試量子觸療。量子觸療2可能帶給先期嘗試者競爭上的優勢，一旦普遍被使用後，可以提高世界各地許多運動成績的整體水準。一位奧運訓練員已經在使用量子觸療2，我期待有更多人能很快地發現它的好處。

用愛和心能量充滿生命和世界

　　莎士比亞寫道，「整個世界就是一個舞台」，而我們就是舞台上的演員。我們每個人的一生，皆可以被視為是一項重要的、真正算數的表演，包括我們的所作所為、言行舉止。所以，所有這些為了演講者、藝術家、運動員而有的量子觸療2技術，也可以運用在我們的日常生活中。心能量及量子觸療2的技術，可以改變我們的生活，無論我們去哪裡、做什麼，都能帶來新的歡樂、愛、和平與創造力。

　　有時，不為任何理由，我運轉很多心能量到我周遭的世界，就只是因為感覺太好了。它促進自我療癒，總括來說，是一種運行能量的良好作為。我已經多次投射出一長串心能量到我可以感知的一切。我可能正走過一間雜貨店，在銀行排隊，或是在機場。這些都是一個舞台，而你可以用你的愛、你的心能量去充滿它們。如果沒有什麼特別

事件，當你發送愛給大家時，這會讓你感覺更棒。當你與他人互動，他們很明顯地也能感受到這一點。但我們知道，當我們運行能量時，有多少事會發生；而且在運作時，我也能感受到許多的能量。讓我十分驚訝的是，從來沒有人上前詢問或感謝我在做什麼。它給了我一種隱形的感覺。

能量永遠不會被浪費；它總是在做一些事情。我們或許對這種工作能對世界做什麼，沒有清楚的了解，但我們可以確信，它能產生奇蹟，並讓每一位執行者都非常的滿意。

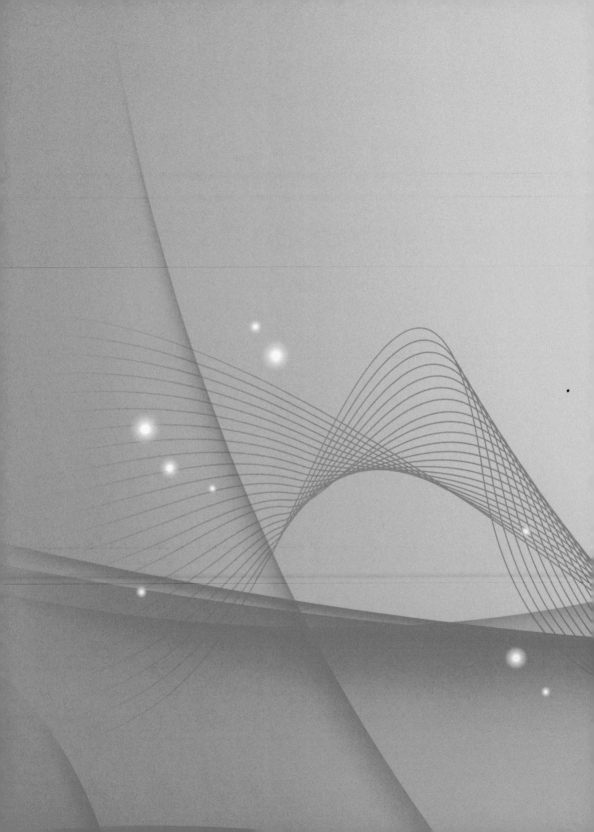

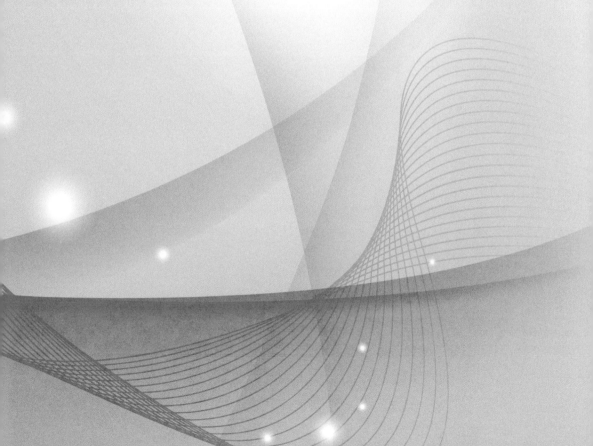

14

跨越時間及空間的療癒體驗

種子的祕密來自花的香味。

——英國搖滾樂團鍵盤手 邁克爾·平德爾（Michael Pinder）

跨越空間的療癒

當我們不碰觸而療癒某人，無論他們距離三十公分或隔著整個房間，我們正在做跨越空間的療癒。但是，我們到底能相隔多遠呢？什麼是量子觸療2療癒的距離限制？

我們還不知道地球的人，是否能療癒在月球上的太空人或火星上的移民者，但我看不出有什麼理由不會成功。經驗告訴我們，量子觸療從業人員和他們療癒的對象，可以在這個星球上的任何地方都仍然是有效的。這就是為何我們知道，量子觸療2不是如某些人的假設一般是由電磁場來作用，因為療癒效果不會如光和無線電波般因距離而呈指數式衰減。我曾在廣播節目中接受採訪時，為來電者執行量子觸療，他們表示這對他們是有效果的。

克里斯說：「有一些更驚人的量子觸療2的經驗，是當我正在做遠距療癒時所發生。我試圖透過電話去療癒別人的痛苦，而在一、兩分鐘後，他們告訴我，他們的疼痛消失了。有一次，我在Skype上與幾個量子觸療2研習會同學做視訊會議。我們沒有影像，但我螢幕上每個人的視窗似乎像一條隧道或蟲洞，我可以與他們雙向溝通。當要傳送心能量給某個人，我專注於他們的視窗，感受到能量經由視窗傳送給他們。當輪到我接受整組人的心能量時，非常容易想像能量經由螢幕上的每個視窗流向我。透過Skype，我曾經執行過最遠的是從亞利桑那州到中東巴林的同學，距離超過一萬三千公里。她請我處理她的背痛，在我們離線之前，我隨意地專注於它約一分鐘。第二天，令我驚訝的是，她告訴我，有效！即使我內心的懷疑不斷地告訴我，這是一種安慰劑效應，但仍然令人驚詫不已。當我獲得更多的經驗後，

我開始預期這樣的效果；而只有當它們沒有發生時，我才會覺得奇怪。」

跨越時間的療癒

時間是什麼？在天文學中，時間和空間是混合在一起的。我們用眼睛和望遠鏡看到空間內越遠之處，便越看到時間上越早之時。我們看到的太陽，是它8.5分鐘前的樣子；而銀河系的中心，是它兩萬七千年前的樣子；哈伯望遠鏡看到的物體，則是它們數十億年前的情況。

在愛因斯坦的物理學中，時間是相對的，跟隨著速度和觀點而改變，可被視為四度空間的時空。在弦理論（string theory）中，時間正好是眾多的維度之一。物理學家在時間問題的看法上是分歧的，時間是否總是向前進展，甚至時間旅行在理論上的可能性。有些人認為，時間正好是一個普遍的錯覺，而且它並沒有真正存在，但這只是少數的觀點。雖然時間旅行的主題是一般科幻小說的題材，我仍想向你展示一些用量子觸療2跨越時間來療癒的實際應用。

療癒過去的創傷經驗

療癒當下的情況，可以是非常有效的。但是眼前的問題，往往深深根源於過去。有時我們無法解決目前的狀況，除非先處理過去的根源。最近，我開始詢問人們有關他們經歷創傷事件及變故時的生活情況，然後我傳送心能量到他們過去不同年齡的階段，並為他們想像一些較溫和及快樂的過去替代經驗。

這裡是一個用量子觸療2不僅能跨越空間和時間、而且還跨物種來療癒的例子。

療癒渴求關注的小貓咪

大約半年前，我把一隻被救援的黑白色小貓帶回家，並取名爲黛薇。我發現她非常渴求關注。她是一個可愛的女孩，但她不斷地哭叫並爬遍我的身上。當我出門時，她顯得很著急焦慮。這種情況持續到她六個月大，並且越來越嚴重。

我在一間咖啡館和朋友查爾斯聊天，在意想不到的情況下，我找到解決方法。查爾斯認爲他必須再三地重複體驗過去的痛苦經驗，才能得到療癒。我向他建議，重新經驗過去雖可以作爲一個有用的過程，但在某些時候，他需要把療癒帶到他的過去。這就是我的靈感——爲什麼不把療癒帶到黛薇的過去？

在接下來的幾分鐘，就在那間咖啡館，我進入深度靜心冥想，想像黛薇還是一隻很小的幼貓，並與母親在一起。下一個場景，我看到她正被以奶瓶餵養。我在靜心冥想裡說：「這不是妳想要的」，然後我想像我把她舉起來，讓她回到母親身旁。母親和黛薇都非常高興。當她正快樂地吸乳時，我運轉大量心能量進入這個虛構的新歷史中。

令我驚訝的是，當我從咖啡廳回到家裡時，黛薇滿足地坐在客廳的另一邊，而我坐在沙發上。大約一個小時後，她跳上了我的沙發，但坐在離我大約1.8公尺處。約莫兩個小時後，她靠在我的腿上睡著了。從那天晚上開始，她成爲一隻更快樂、更獨立的貓，而且再也沒有回復到以前那樣過度渴求關注的狀態了。

到底過去是僵固且已被決定的，或者是流順且可溝通的？這些都是我們還沒有了解的問題。我不相信發送療癒能量到過去，是大多數問題的完整解答，但它肯定能有很大的幫助。

以親密的身體接觸療癒嬰兒

美國作家珍‧萊德羅芙（Jean Liedloff）寫了一本很好的書《富足人生的原動力：找回失落的愛與幸福》（*The Continuum Concept: In Search of Happiness Lost*）。她想知道在巴西原始雨林社會中長大的孩子，和文明世界所教養的孩子相比，為什麼如此地乖巧。嬰兒不會緊張不安，過度哭泣，或為了引起注意而演戲，也不會打其他孩子。她還發現，成年人似乎對身體勞苦毫無怨言，並抱持樂觀的態度。她了解到這些巴西嬰兒在出生後的第一年，都被持續抱在懷裡照顧。她推測，嬰兒與成人間有某種能量的交換，尤其是與他們的母親之間。

許多研究表示，剝奪嬰幼兒的體觸情感，會造成神經系統功能紊亂，可導致不正常、有害的行為，對社會有深遠的影響。在我們當中，誰在成長過程中有得到足夠的身體接觸？難道說，我們的社會開始沉迷於物質的購置，是為了替代彌補我們在幼年時期觸摸需求的不滿足？

在我的量子觸療2研習會，我教授以下的練習，運轉能量回到一個人的過去，幫助療癒嬰兒時期的觸摸需求。

坐在你想幫助的朋友或客戶對面。在你自己的心中，想像你正在往後下墜。這是一種暗示你的潛意識回到過去時光的方法。回到你的朋友還是一個嬰兒時，想像你把他或她抱在懷裡。很多人在做這個技

巧時，喜歡將雙手環抱在胸前，就好像他們抱著一個嬰兒般。一旦你感覺到懷抱中的嬰兒時，運轉心能量，並用意念把他們真正需要的愛和觸摸傳送給他們。這樣做十或十五分鐘。

　　這個非常簡單的技巧，在我的研習會中已經非常受歡迎，並且有深切的效果。它可能會引發很多情緒，所以如果能夠準備好面紙讓人擦乾眼淚，很多人會非常感激。

克里斯分享的個案故事：四分鐘療癒父愛缺席的傷痛

　　當我（克里斯）第二次參加理查的量子觸療2研習會，我們三個人一組，練習懷抱嬰兒的技巧。我和兩個女性在同一組，一位是中年女性，另一位大約是二十多歲。我們其中兩個把第三位假想成嬰兒，並運行能量懷抱他四分鐘，然後就彼此交換，直到所有三個嬰兒都被懷抱過。十二分鐘後，課程重新集合來討論我們的經驗。

　　我這一組的年輕女性首先舉手說：「我從來沒有見過我的父親；我對他一無所知。他一直是缺席的，直到現在這一刻。而且，雖然琳恩（我們這組的另一位女性）肯定有加入能量……但感受到來自克里斯的男性能量，懷抱著如嬰兒般的我，感受是很深刻、很強大的！在我身上產生的肢體感受，是我從來沒有經歷過的。就我所能夠對此表達的理解是，那就如同有一位父親的感覺。」

　　當天下午稍晚時，她又舉手說：「你知道，我一直在試圖找出我的感覺是什麼，而我剛剛了解到……沒有什麼問題了！這種新感覺，就如同坐在這裡感覺什麼事都沒有錯。它是如此地與眾不同！這是真實的，真的是種不一樣的體驗！我是非常認真的。我坐在這裡，我想

弄清楚什麼不見了，而原來遺失的是這『沒有問題的感覺』。這是不同的！我喜歡它！我一直在尋找的消失的東西。現在，我已完成了尋找它的工作！」

對我來說，令人驚奇的是，只是一個四分鐘療程，她就有這種改變最深的核心生命的轉變。四分鐘而已！這不是因為我或琳恩的任何個人因素。這只是我們在那裡和量子觸療2同時工作。因此，這讓我想到，人們是否可以建立「量子觸療2懷抱嬰兒辦公室」，甚至是商場展區，在那裡也許有個男性和女性的團隊，僅做此一技術。每個重要問題為時四、五分鐘，讓某個人的生活得到轉變。有何不可呢？

時間軸線的拉鍊療法

在夏威夷的量子觸療2講師金姆‧盧丘（Kim Luchau），帶給我們這個療癒程式。想像一下你的生命，或者你正要協助對象的生命，變成一個時間軸線，就如同是你可以上下快速來回滑動的纜線。它的定位點可在現在此刻，並且連結到整體的過去或未來。最遠的定位點可以是受孕前或生命結束之後。建立一個強烈的心能量球，讓它如拉鍊般來回在時間軸線上，填補每一刻，包括創傷和混亂的時候，運用整體專一的能量來融化它，並用愛填滿一切。

未來也可以療癒

有時候，當我很期待一個重要事件時，我會傳送心能量給未來的自己，以及我將會見的人們。雖然我無法量化這樣做的效果，但這似乎增加了事件的可能性，並幫助我設置一個神奇體驗的舞台，讓我進

入狀況，增加信心，掌握狀態的進展。同樣地，如果一個客戶或是你認識的人，正面臨著即將到來的挑戰（音樂表演、運動賽事、發表演說、面試等），感到焦慮和驚恐，傳送心能量給他們，肯定能幫助他們當下冷靜下來。不過，你也可以嘗試發送心能量給未來的他們，以及和他們相處的人們，讓他們在未來的活動中，增進提升他們的表現、經驗、感知和結果。

先前在本章中，我們問量子觸療2能作用到空間多遠之處？現在，我們可以問量子觸療2能夠回到過去多久以前，或向前到未來何時？如果我們的心能量可以連結他人的生活，並跨越了數天、數年、甚至數十年，或是間隔幾公尺或數千公里，那麼，量子觸療2又能超越多少空間和時間呢？我們也可以發送心能量和愛到之前受孕的時刻，或者是他們未來最後一口氣的時刻嗎？並且，我們可以對已去世的祖先或未出生的後代，施行量子觸療2嗎？

我們能不能再進一步設想人類的替代過去和未來，且是基於慈悲心，而沒有戰爭、恐懼和貪婪？然後，可將我們的能量送入此一願景來幫助療癒，並從根本上改變我們的現在？更深入於時空中，我們能否傳送心能量穿過一千三百七十五億光年到宇宙大爆炸時，影響的不僅是我們的命運，而是整個宇宙？我們不知道限制在哪裡。

療癒跨越了空間和時間！請對此保持創意。創造新技術，嘗試新東西。請隨意使用心能量來幫助療癒過去的事件或創傷，或幫助提升未來的情況，並儘量減少或避免創傷反應的發生。在可能性中盡情地施展。讓我們知道你的發現。我們真的不知道可能的極限是什麼。

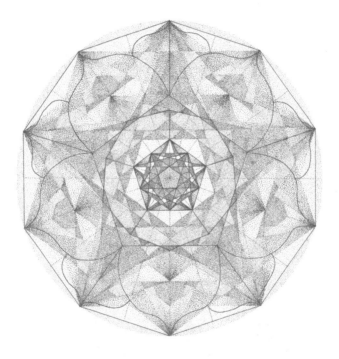

15

創造簡單獨特的圖示，
一次療癒不同部位

物理學家稱之為非定域性，

神祕主義者說是相互關聯性。

——飛行員、工程師、太空人 艾德加·米切爾（Edgar Mitchell）

　　當我發現我能在遠處執行療癒工作，且比以往任何時候都更強大有效，我很好奇，是否有可能在同一時間做多件工作。最簡單的測試方法是，看看我是否可以同時調整臀部前方、臀部後方和枕骨脊。這些人體部位是否對齊是很容易測量的，這樣我就可以快速評估我是否成功。

　　我在幾個人身上做測試，並且很快就發現，我無法保持一個足夠清晰的意念在同一時間做這三項工作。如果是一件一件分開來，我可以很容易地完成所有工作；但是，當我試圖一次做所有的三項工作，卻什麼也沒有被成功調整。於是，我開始尋找另一種方法來做到這一點。

　　我開始有一個想法，覺得我可以運轉能量投入到代表同時調整三個位置的象徵符號。畢竟，符號只是簡單或複雜想法的代表而已。而你要在哪裡找到這樣的符號呢？答案很簡單：你自己編造出來！所以，我畫了一張簡單的塗鴉，並堅決地設定它的意義：同時調整身體的三個部位。

　　幾分鐘後，一個朋友走過來，我詢問他可否讓我檢查他的姿勢，並給他一個簡短的療程。幾乎就像所有人一樣，他的臀部和枕骨脊各有不同的傾斜角度。這一次，我並不是看著想要調整的身體部位，我的視線遠離他，並看著空曠的方向。我用力地想像那個象徵符號漂浮在我面前的空中，我張開眼睛盯著它看，同時傳送心能量給它。

　　短短幾秒鐘內，我的朋友帶著巨大的驚喜說：「你在做什麼？我身體內的一切都在動！」啊哈！成功了！從此以後，我都成功地使用符號。我也把這些技巧教給研習會的學生，他們也得到類似的成功結

果。

符號和圖示的作用

　　長時間以來，我們使用符號來代表組織、思想、過程、屬性和事物。可聯想到的如：宗教和政治符號，公司標誌，洗手間的男性和女性符號，表示自行車、輪椅和行人的交通標誌，以及回收標誌等等。數字、文字（口語或書面）和品牌名稱也都是符號標誌，但在這裡，我們較重視圖形符號。現在正在使用的符號，有可能是數以百萬計。

　　當我告訴我的朋友暨本書共同作者克里斯，我正如何創造和使用符號來一次同時療癒及調整幾個部位，他說：「喔，你的意思是，你使用（電腦桌面的）圖示（icons）！」再一次啊哈！我喜歡他帶給我這樣的見解。我們使用圖示來開啟程式、啟動流程。當你用滑鼠游標點擊或以手指觸摸一個小符號圖片，說明便自動消失，一項複雜的任務或許多任務接著完成。這正是我一次調整三個身體部位時在做的事！使用我們創造和定義簡單符號的圖示，我們可以使用心能量執行一系列的指令去同時做多件事情。

創造簡單的圖示

　　一個好的圖示是簡單而獨特的。它必須夠簡單，讓你可以記住，但卻又不是你以前看過的。當你使圖示具有獨特性，它會給你一個非常特殊的意義。

　　有些人能想到一組指令，閉上他們的眼睛，就能看到完成的圖示。但是這樣的人畢竟是罕見的。以下是一個產生圖示的方法。

　　首先，定義圖示的功能。你要它如何指引心能量來作用？在身體中實體位移？減少疼痛？增進健康和活力？讓一個人的感知現實產生療癒轉變？

　　開始學習一項新技能時，不要馬上嘗試最困難的任務。你不能讓一個新手到滑雪場裡的高級滑坡道。同樣地，為了向自己證明這方法會成功，請使用只分配到一些相對簡單工作的圖示。不要一開始就試圖給它們太具有挑戰性的困難工作，或者一次做太多件工作。你甚至可以先由一個圖示代表一個簡單的工作開始。

　　放鬆並閉上眼睛，這可以幫助想像你進入你的第十脈輪（如同我們在第十七章中將說明的關於改變信念的做法），大約位於你的頭頂上方六十公分處，請求一個為你達成需求過程的圖示。請求在第十脈輪產生一個簡單的圖形圖示，並毫不費力地讓訊息向下漂浮到第六脈輪，也就是你的額頭。允許在你的意識中調整、轉移，直到你看到喜歡的圖示。

　　因為圖示是在你的想像中，它有點像是做夢般的影像，當你張開眼睛，它就會消失不見。在嘗試繪製圖示以前，你可以持續閉著眼睛，用手指在空中先描畫兩、三次，增加印象後，再畫在紙上或電腦繪圖軟體中。或者，如果你有良好的視覺記憶，你可以簡單地想像它正在你面前的空間中浮動。

　　如果你的圖標看起來似乎不完美，請不要擔心，它可以進化。電腦程式的圖示經常會更新，以便它們可以更好看。微軟 Word 程式的舊 W 圖示及更新版都能同樣執行功能，但新版可能比舊版更具吸引力。自由地更新自己的圖示，並使用你目前感覺最好的。如果你覺得

別人的圖示適用，你也可以使用它們。

　　你的圖示可以代表工作的特徵，或者是完全符號化。實際上，即使只是直接凝視身體的部位，或想像它的內部結構或生理學，都是在使用一個圖示，因爲我們感知的一切，都是在大腦中以感知或創造的符號來表達。一個圖示只是把這種象徵提升到更高的水平。圖示只是一個更抽象、更精心製作、更加強的意念代表物，而其中一個符號就可以代表很多事物、關係和過程。

　　在樂趣中產生圖示。更重要的是，在你的內心中連結意義、意念與圖像。

啓動及使用圖示

　　當你有一個涵義明確的圖示，你就以意念運行心能量投入其中。你的心能量會經由身體和宇宙的智能來工作，幫助帶來療癒和改變。

　　你可以使用圖示作用於整個身體系統，幫助改變信念，或做幾乎任何你能想像的事。因爲我們不知道可能性的極限是什麼，所以，我建議你充滿創意並嘗試新的想法。

多重感官的圖示

　　我剛開始使用圖示工作時，我在紙張畫上簡單的線條形狀，讓我可以放在口袋裡隨身攜帶或貼在牆上。有時候，我只想把圖示亂畫在紙上，使用一次後就把它扔掉。後來我把圖示畫在電腦或平板電腦裡，黑色的筆觸顯現在白色背景上。我可以把它印出來，或儲存起來，有需要時再顯示於螢幕上。我發現在每個圖示下方寫上標題，可

幫助我記住它所代表的應用程式。這些簡單的圖形圖示依然有效，我仍在使用其中的一些，並將它們放在我辦公室的布告欄上。

但是，為何要限制你的圖示在一個平面上，只能有黑、白色線條的形狀？圖示也可以有顏色。它們也可以是立體的3D形狀。而無論是2D或3D，圖示也可以有動作，就像手機選單及電腦遊戲一樣。圖示可以發光、閃爍、左右移動、繞圈圈或旋轉。它們也可以包含數字和印刷文字。它們可以具有圖像中的圖像。它們也可以具有任何你希望或是能想像的藝術風格。

接下來，為何要限制圖示只能在視覺領域？你可以整合其他各種感官到你的圖示影像中。它們可以有聲音、音樂，或者是說、唱的字句。它們可以有重量及動力，以及觸覺紋理和臟腑的感覺。它們可以有氣味，甚至味道。圖示也可以與情緒感覺相關聯，那也許是喜悅和慰藉。

只要你的感官能察知到的，都可以是圖示的一部分。實際上，圖示不必一定要能看得到，它可以完全由其他感官組成。

任何你希望的、想像的圖示，只要你能使用它來象徵你的意念，都是好圖示。不同的圖示可以有不同的格式、風格及感官的結合。請快樂地使用它們。但請記住，精心製作一個圖示並不是重點。我們只是創造一個生動的符號來代表我們的意念，一個位置讓我們可以聚焦呼吸增強的心能量。因此，讓你的圖示儘量保持簡單，可能是最好的。

臨時圖示和能量球的運用

我們已經看到，經由練習，運行心能量的三步驟能夠變成自動、毫不費力且同向的能量流。前述三個步驟也能如此：設定意念，創造一個圖示，並加強它。經過多年的練習，現在我只需要一至兩秒鐘就能看到需求，設定意念，創造圖示，並開始運行心能量進入其中。實質效果可隨後發生。它就是可以這麼快！

最近，我比過去最早時，減少利用事先畫出來的圖示庫；反而，我通常會在當下創造一個單次實用的簡單臨時圖示。這樣一來，我就不必花費精力創造、儲存，並存取在牆上、電腦裡、還是我的記憶中的圖示庫。我們沒有必要創建一個龐大的公共圖示圖書館，而每個人都必須規矩地、安靜地使用。我們可以在那一刻只創造一個圖示，使用它，然後繼續前進。下一次當我們需要一個圖示時，我們可以在那時再創造一個新鮮的、合適的圖示。

在幾乎任何情況下，我最喜歡的臨時圖示之一，是使用能量球。我想像在我面前，有一顆發光的球漂浮在空中。這顆球可以有顏色、聲音、氣味、味道、重量、質地、電火花、加速旋轉、情感等等，就看那一刻有哪些特性出現。我發現，把能量球想像為空心泡泡或氣球是有幫助的。它可迅速變成一個生動的圖示，讓我把任何所需意念置入其中，然後，我將呼吸所增強的心能量送入能量球中。以一個旁觀者看來，我是在做深呼吸，並凝視著我面前的空氣，但我的內在有更多事物在進行。療癒效果可以立即開始。當你開始練習使用圖示，你可能會驚訝地發現它是多麼地簡單和容易。誰會知道或想像，我們早就內建了這些功能？我們可能早已被暗示，但現在我們有一個直接

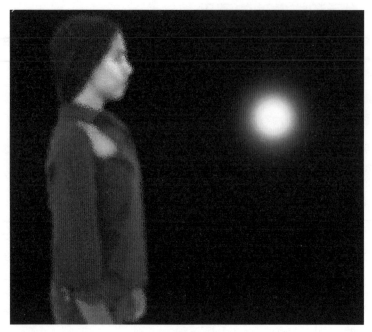

能量球圖示

的、可靠的、可重複的、實用的方法來啓動並使用它們。

圖示運用零極限

　　我們不知道量子觸療2是如何作用的，也對圖示怎麼作用毫不知悉。但即使是抱持懷疑態度且剛剛學會的使用者，仍可多次且可靠地運作成功。

　　我們的量子觸療2工作模型已經變成爲，「宇宙是有智慧的，如果我們當它是聰明的，它也會適當地反映我們經過呼吸加強心能量所加持的意念。」也許宇宙是有意識的存在，是一個充滿愛和智慧的能

量體。或者，如其他人所猜測，也許宇宙是一個巨大的人工智能或是幾乎無限的電腦模擬。但無論宇宙是什麼，不知何故，我們無聲的意念，銘刻在內心中自行想像的圖示，在透過我們最深層經驗中的愛和心能量來推動後，似乎會被聰明地接收、理解並採取行動，並將可對世界產生可衡量的影響。

一些我們早期的量子觸療2療癒師，開始在意念及圖示中加入修飾和細節，以表達不只是要能量達成什麼，還要細分到如何、何時、何地等。例如，剛開始時我經常加入的提醒是，能量能作用在所有已知和未知的組織結構，是相關健康問題要處理的。或如其他人總是表達或暗示他們意念的是，由眾生至上的善念來決定最適合的療癒發生方式。在夏威夷的量子觸療2講師金姆‧盧丘，教學生傳送能量到無窮盡並超越之。這樣做的意義是，只要是必要，再深入到遙遠的未來也無不可。在她的菜園裡，她用能量漩渦圖示來驅趕考艾島上無處不在的野生雞群。多年來，牠們再也沒有回來過！

我想，律師或工程師可能要大費周章地產生更加複雜和套疊式的圖示，其內又有很多提醒及附注。但幾個簡單的圖示已有助於說明清楚自己的意圖。

克里斯帶來更多的見解，可以幫助我們理解這些修飾和細節的作用。如果量子觸療2被比喻為就像一個人類的新電腦操作系統，那麼意念和圖示就像是電腦程式，並運行心能量進入圖示裡，就像是在運轉這些程式。

在這個比喻中，設定一個意念，並創造一個圖示，就像是為電腦寫程式。修飾和細節就如圖示的子程式一樣，是一個大程式中所包含

的個別程式片段。在操作系統中執行的電腦程式可以由子程式組合，並且每個子程式可以由更多子程式所組合，以此類推。

因此，舉例來說，如果你創造了一個具有某種療癒意念的圖示，你可以在其中包括一個子程式或子圖示，它將包含你所有常用的修飾和細節子程式：「以最高的善念」，「解決所有已知和未知的方面」等。你也可以加入指定能量工作的時間安排，這或許有點像「下個月每個週末」，或「從現在開始，直到我們下一次會面」。或者，你可以包括有條件的子程式，在其中要求如果某個條件發生時，就提供某些事情。或者，你可以用意念設置序列子程式，在其中，你按順序呼叫一個程式，完成後再接著另一個。

所以，你可以看到由心能量推動的意念現實程式，能夠變得更加複雜和精密。不過，不要太擔心如何做得恰到好處。不需完美地說明你的意念或設計的圖示，而導致強迫症或恐懼。雖然今天的電腦都無法忍受程式的錯誤，宇宙卻似乎對模糊的、笨拙的、甚至不準確的要求和意念較為寬容。宇宙似乎比我們更清楚明白我們的最終意圖，以及如何實現這些目標。這不是在創造新的焦慮、擔憂和緊張。這是超乎我們想像，在更多領域及方向中，去發現信任、信心和新的行動自由及經驗。

我們仍在探索圖示和子程式的無限境界，我們歡迎你也一同來探索。想到可試驗的事情就去嘗試，看看有什麼效果。告訴我們你的發現。我們不知道這項工作有何限制。

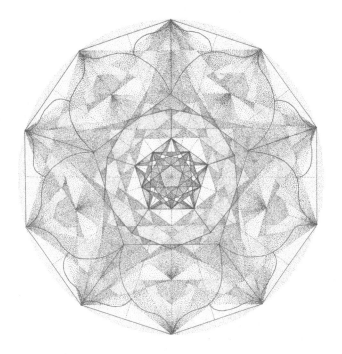

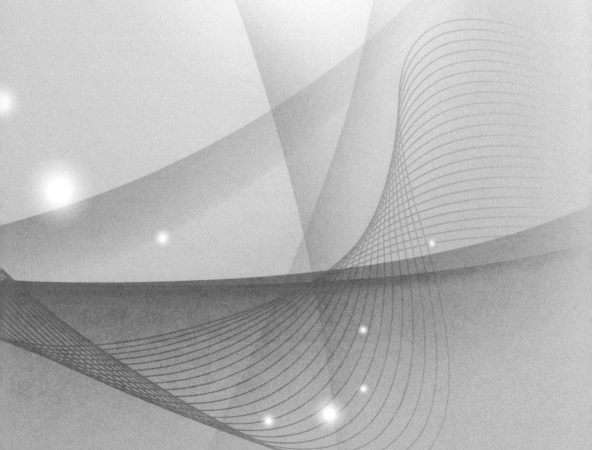

16
同時療癒許多人

當科學開始研究超現實現象，

在十年內取得的進步，會比它過往存在的所有世紀還要更大。

—— 發明家、物理學家、未來學家 尼古拉·特斯拉（Nikola Tesla）

如果我們可以同時做許多事情，我們還能做什麼？

那麼，同時處理許多人，如何呢？

我在舊金山灣區對著對增進健康的新途徑感興趣的一百多個人演講時，有了這樣的想法。

我在第二章說過這個故事，但它值得再講述一遍。

在我演講的前半段，我在幾個人身上示範如何在不碰觸之下，快速地調整一個人的臀部歪斜，並調整姿態。我請幾位觀眾上來測量髖部，並驗證我的工作。就在那時那刻，我想嘗試新的東西。

我告訴大家，我想看看是否有可能同時調整所有的觀眾。我邀請每一位想要被調整的觀眾站起來。幾乎每個人都站起來了。然後，我趕緊到前排並測量了七或八個人的髖部，這樣，我才可以評估它是否成功。他們的髖部全都是歪斜的。在我發送約二十秒鐘量子觸療2給所有人之後，我再測量那些人，他們每個人的髖部全都水平對齊了。房間裡充滿著驚訝和興奮的嗡嗡聲，我也非常激動於它真的成功了。會議結束後，來自房間裡各角落的人們走向我，並分享說，在我以意念傳送二十秒心能量給所有人後，他們的各種症狀都自動好轉了。

二○一二年秋天，我在洛杉磯的演講中，重複了三次這個非正式的實驗。我在演講前就多有準備。我帶了一具有數字讀數的傾斜儀，它可以測量髖部傾斜的角度。我給所有出席者做問卷調查，請他們列出前五大的痛苦和不適症狀，並請他們在接受一次團體療程之前和之後，以從1至10為標準，在空格處標記嚴重程度。

我給了房間內所有人二十秒量子觸療2團體療程，重點在對齊髖部，並在這之前與之後，使用傾斜儀測量八至十人骨盆傾斜的程度。

在療程前，髖部傾斜大約2至7度之間；接受二十秒量子觸療2療程結束後，我們發現每個人的臀部已經轉變爲水平了。療程之後，髖部傾斜的測量是在0至1度範圍內，這是傾斜儀的測量精度誤差範圍。

稍後在這三個演講中，我們安排了一個較長的量子觸療2療程，時間約十至十二分鐘，同時著眼於團體中每個人的疼痛和不適。在我自己或者其他幾位量子觸療2畢業生的幫助下，執行這個療程。結束後，我們回收問卷。有幾個人沒交回問卷。但就已收回的部分顯示，約95%的參與者得到了改善，從輕微的緩解，到徹底消除疼痛或不適。

我真正期待有一天，我們可以與科學研究者合作，適當地測試這些能力。這些都只是非正式的實驗，有太多無法控制的變數，因此，不能在科學刊物上公布結果。觀眾都是自己選擇感興趣的話題，每個人事先都知道會有一次團體療程。沒有對照組。有幾個人沒交回問卷。在演講之前，我已經跟觀眾分享我的經驗和期望，人們被引導相信我能幫助他們。雖然如此，一名婦女在她的問卷裡評論說，她以爲我是在夜市裡賣藥的，所以我想，我的建議並沒有受到所有人歡迎和接納。

但是，所有我們測量到的髖部歪斜都變成爲水平。有95%的人表示，疼痛或不適確實受到正面的影響。這些都是真正的效果，或者是安慰劑效應呢？從我的角度來看，如果人們想認爲這些結果是由於安慰劑，那也無妨。如果你認爲你可以做得更好，我可在任何一天用我的安慰劑來挑戰你。倘若量子觸療2只是一種安慰劑，那麼它是有史以來最好的！

人人都做得到

如果要一次同時作用在一大群人或一小群人身上，開始時就先觀察你想要包含在療程中的對象。慢慢來，不要急，讓你覺得你對每個人都有印象。眼睛睜開或閉著都可以，然後在你的心中想像，所有人都一起合併成一個圖示型的人物，這樣你就只要對一個圖示工作即可。然後指引心能量，輔以呼吸和意念，就像使用任何圖示一樣。

有了這個技術，你可以針對任何目標來工作。你可以專注於對準所有人的蝶骨。你可以為一群人作用在他們的器官、腺體、系統、肌肉、大腦細部、脈輪等。就是這麼簡單！

不是只有我有這種能力。如果我能做到，任何人都可以。而我的學生們發現，他們也做得到。

你可以自己單獨執行，也可以和其他療癒師一起合作。與其他人一起合作往往更具有效果，因為更多人發送能量將有較高的機會提供給每個接收者個別的需求。

最後，請記住，真正的療癒者是那個生病的人，療癒師只是維持療癒場域，使療癒者加快自己的恢復過程。

人類本俱的能力

再一次，我很謙卑且驚訝地發現，另一個早已隱藏在我們身上的人類能力。而且還有其他更多！

小方面而言，這個章節帶給我們的是，我們可以同時作用在許多人身上。大方向是，我們意識到身為人類有更多的自由，而量子觸療2就是一種體驗及使用更多自由度的方法。尼古拉‧特斯拉擁有非常

難得的天分，他可先在心中建構和測試他的發明，然後再製造它們的實體。使用量子觸療2，我們都可以想出新主意並快速地測試它。令人驚訝的是，我已經發現，我們夢想和嘗試的量子觸療2應用程式，大部分都是成功有效的。

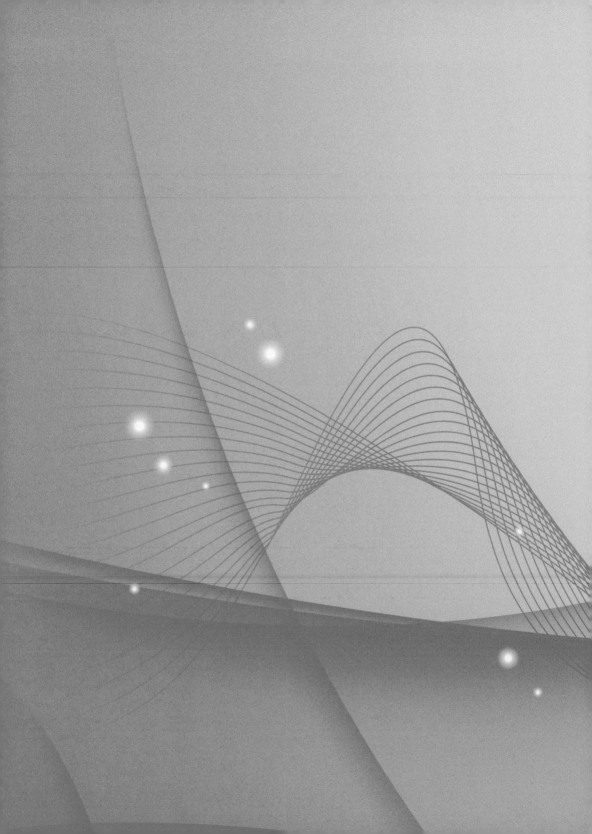

17

用能量轉變信念與態度

當我們真的不知道什麼是可能性的限制，

「可能性」將不得不被重新定義。

——理查·葛登

對我們來說，改變陳舊、不合時宜及狹隘的信念，或許是最困難的事情。信念塑造了我們的態度，態度則塑造了想法和感受，前兩者又形成了我們的選擇和決定。終究來說是信念左右了我們的決定。改變核心信念是一項非常艱鉅及具挑戰性的任務。

在這裡介紹的改變信念應用程式，是一個用來改變局限性信念，非常快速又簡單的方法。我們不會使用任何肯定或積極性思考來做到這一點。相反地，我們將運用心能量、我們的脈輪，以及一些朋友的幫助。它很方便又快捷，只需十五至三十分鐘，讓你體驗信念的深遠轉變。但請注意，你也有可能需要重複這一過程來幫助新的信念完全扎根。

由你親自去感受

你有沒有在聆聽了一場精采的演講後，當你返家時，有人問：「演講感覺怎麼樣？」你說：「真是令人難以置信，鼓舞人心，令人驚嘆。」他們說：「哦，那他們談了些什麼呢？」不知何故，你就是沒法形容它。你可以找一些話說：「我無法解釋演講的內容。你必須自己在那裡，才能了解。」

這怎麼會發生？你如何會被一個演講所感動，卻沒有得到足夠的資料來討論它？我喜歡這樣去想，這種現象可以經由脈輪學習的過程來解釋，在許多傳統文化中，脈輪被認為是身體的能量中心。

一個非傳統性的理論

很多人認為，脈輪是身體產生的能量漩渦。我的理解正好相反，

更準確地說，脈輪是構成身體的能量漩渦！對我來說，脈輪才是真實的，身體實際上只是假象。在這個前提下，使用脈輪往往是一個對身體與生活帶來變化和療癒更直接的方式。特別是在轉變核心理念上，是非常有幫助的。

在我告訴你如何實際運用這一切之前，讓我們先看一下七大脈輪的位置和角色，然後再談另外五個深奧、隱密、難以理解的脈輪。

七大脈輪的位置和角色

- **第一脈輪**：海底輪，位於脊柱的基底。它涉及生存和安全的問題。
- **第二脈輪**：臍輪（生殖輪），坐落在生殖器部位。它涉及創造力、性表徵和樂趣。
- **第三脈輪**：太陽神經叢，它涉及現實上的行動和力量，以及情感的表達和弱點。
- **第四脈輪**：心輪，位於心臟的區域。它涉及愛的表達、情感的親密和心臟的問題。
- **第五脈輪**：喉輪，位於喉部。它涉及溝通，特別是用聲音。
- **第六脈輪**：眉心輪，通常被認為是第三眼。它涉及直覺和智慧。
- **第七脈輪**：頂輪，位於頭頂。它是無限潛力的來源，超越的門戶。

讓我們回到那難以描述的精采演講的例子，來探討信息在七個脈

輪中傳輸的關係。首先，你可能已經由第七脈輪（在你的頭頂）的共振，接受了靈性的實際信息。演講的見解和智慧可能引動你的第六脈輪（通常被稱為「第三眼」，位於眉線的上面），讓你明白你所聽聞的價值。但顯然地，你並沒有把信息往下帶到第五脈輪（喉嚨），使你能夠溝通它。

在我的理解是，學習往往是將信息經由脈輪整合的過程。當你真正完全明瞭某件事時，信息完全與所有七個脈輪相結合，從頭部（第七）一路移動下降到根部（第一）。當想法完全整合時，可能帶來快感（第二脈輪），甚至安全感（第一脈輪）。當信息經由脈輪回返時，你可能會感到力量（第三脈輪），與它並不陌生且密切的關係（第四脈輪），能夠談論它（第五脈輪），能夠體驗到它的智慧（第六脈輪），並且能感受到更多與它在靈性上的連結（第七脈輪）。

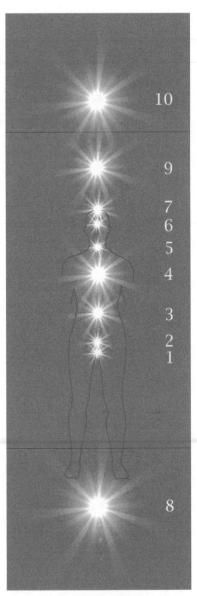

第一至第十脈輪

五個隱密脈輪的位置和角色

從第八至第十二隱密脈輪（Esoteric Chakras）的資料，來自拉薩利斯（Lazaris，www.lazaris.com），我覺得它非常有用。

- **第八脈輪**：位於腳底下面約三十公分處。它是有關概率的領域。它就是能量從概率變成實際的點。它創造構築身體的光環。第八脈輪向上發出能量並穿透我們，就像雙腳下方的噴泉或火焰，並且不斷產生光環和人身本體。

- **第九脈輪**：頭頂（第七脈輪）上方約三十公分處。它處理有關可能性，以及現實的因果層次。這是「所有可能性」的能量。這裡是「所有可能性」能量進入因果層次之處。這是所有的因果在它們進入現實之前的存在處。

- **第十脈輪**：第九脈輪上方約三十公分處，頭頂上面約六十公分處。這是一個更高自我所在的脈輪。這就是信息、可能性和智慧從超出我們所能理解的境界，進入我們的實質世界。在這裡和起始源頭連接的能量，比我們在正常的意識下高出幾千倍。我們可能無法理解它，但我們可以感覺到它。

- **第十一脈輪**：第十脈輪上方約三十公分處，頭頂上面約九十公分處。這是我們靈魂所在的脈輪。

- **第十二脈輪**：第十一脈輪上方約三十公分處，頭頂上面約一百二十公分處。這是無限能量、眾神／眾女神的所在，以及其他更多的一切。

　　為了改變信念及認同的目的，我們不需要作用在第十一、第十二脈輪，而是要運用在第八、第九和第十脈輪上。這三個能量中心並不廣為人知，並且不常在「體療」（bodywork）中使用。然而，它們是強大的能量中心。而且它們在這個應用程式上特別有用，在此，我們收集從第十脈輪來的高階信息和可能性，並把它們融入下方的九個脈輪。

使用脈輪轉變信念、認同和實現欲望

　　我們在生活中有三個主要關心的領域：健康、人際關係及成功。每個人在各個領域中都有一些實現及成就，卻往往也要經歷一定程度的掙扎與挑戰。在你有最大成就的地方，一切都很容易，現實更像夢境一樣；而在你有最大掙扎的地方，現實似乎更加真實、具體和沉重。

　　現在，我會教你如何轉變最令你困擾的問題。你將從高層次的意識中收集到非口語信息，並經由你的脈輪來整合這個新知識，讓你可以輕鬆而有效地獲得它。當你整合這個更高自我的信息，它可以在任何特定的問題上，改變你的信念和態度。

　　當我們試圖改變自己而變得跟以前不同時，問題經常會出現。其中一個原因是，我們通常沒有新狀態的自我形象可供熟悉了解。從真實的意義上來說，我們根本不知道如何成為不一樣的人。這時，第十脈輪便可以發揮作用。

　　就我所知，第十脈輪是與自己的高階意識溝通的地方，用的卻是我們無法理解的形式。第十脈輪溝通智慧和可能性，但它不用可理解

的口頭語言。當你進入第十脈輪並提問時，可能不會得到一個有用的答案。你本來就不應該得到它，它不會說你的語言。但是你可能會得到一種感覺。

這個練習是一種進入第十脈輪，或更高自我、信息的技術，然後經由脈輪整合，獲得進入的權利。可自行使用以下方法，或找一個或更多的人來幫忙。我真的推薦與他人合作，你可能可更迅速地看到並感受到好處。

練習 ▶ 轉變信念或自我形象的練習

試想一下，你正進入你的第十脈輪，即頭頂上方的第二個脈輪。把它想像成一個巨大及神聖的空間，也許它跨越了數十公里。想像這是一個令人屏氣凝神的驚人空間。從你的第十脈輪中，詢問以下問題：

為了（成為、達成、擁有、或相信）_____
的能量及本質（精髓）是什麼？（你自己填空）

請記住，從你的三個主要生活領域：健康、成功及人際關係中，選擇這項工作的目標。找一個導致你在生活上產生困難或掙扎的問題，圍繞這一題材，形成一個正向積極的問題。如果你喜歡，你可以問這個問題三次，只是要確保它讓你有更好的感覺。你的高階自我不會耳聾重聽，但重複正確的問題往往會有安心感。如果你的感覺並不好，或許你需要重新設定你的問題。

最好避免問一個負面的問題，如：「不會破產的能量及本質（精髓）是什麼？」而是嘗試像：「過得快樂又豐盛的能量及本質（精髓）是什麼？」選擇想要達成的結果，並圍繞它形成問題。

Q：當我進入第十脈輪中，然後提出問題，有時我會有產生火花的感覺，但通常我什麼都沒得到。我這樣做對嗎？

A：是的，你做得很完美。你本來就不應該明白答案是什麼。當你在脈輪間傳送這個感覺後，信息才會被披露。

Q：「＿＿＿＿＿＿＿＿的能量及本質（精髓）是什麼？」這個問題，似乎令人難以置信地模糊，我不知道這是什麼意思。

A：你本來就不應該去了解它。這是你高階意識的工作，為你提供可以整合信息的方式。其實我認為，這個能量與本質的問題，可能是我最偉大的發現之一，因為即使它們不是口頭上、言語上的答案，還是很有用的。

Q：幫助我的人需要知道我正在處理的願望或信仰嗎？

A：如果你不告訴他們，通常會處理得更好。這樣，他們可以單純地支持你，而不會把自己的批判及限制

帶進來。

容許第十脈輪的信息泡泡（把它想像成一個圓形球體）（你不會明白它的意義）漂浮下來，到你頭頂上三十公分處的第九脈輪，並開始運行心能量進入此處。如果有其他人和你合作，說數字「九」，並請他們看著你的第九脈輪，和你同時將心能量送到你的第九脈輪。

約莫一分鐘左右，當你覺得舒適並準備好時，把剛從第十脈輪下降到第九脈輪的信息泡泡，再下降到你的第七脈輪。如果有其他人和你合作，說數字「七」，請他們（看著你的第七脈輪）與你同時將心能量送到你的第七脈輪，它就在你的頭頂位置。

Q：爲什麼我們從第十脈輪、到第九、然後第七，卻跳過第八脈輪？

A：高階自我的信息（第十脈輪）進入有無限可能性的第九脈輪，不會對我們的情緒有太大的挑戰。在這裡說「一切都有可能」，是稀鬆平常的。「難道我能擁有這樣的工作嗎？」這樣的問題在此處的答案是，「當然！」在因果層次的境界中，一切都是可能的。之後把信息泡泡帶進第七脈輪的靈性覺知，也不會對我們的情緒造成挑戰。但是請考慮一下，如果我們突然把信息帶到腳下的第八脈輪，進入了概率的境界，這可能會對整個系統造成真正的衝擊。我們需要採取慢一點的步驟。

　　當你再次覺得舒服並準備好時，把信息泡泡下降到第六脈輪，並說「六」（如果有其他人與你合作）。然後，每個人都將心能量投入到你的第三眼區域。

　　重複這樣的方式到第五、第四、第三、第二及第一脈輪，每次都說出你的信息泡泡所在的脈輪號碼，來幫助你的朋友了解應該傳送他們的心能量到哪一點。請注意，某些脈輪可能需要更長的時間，才能讓你感到舒適及做好充分準備向下繼續。慢慢來，並把每一個步驟都做好。

　　當你和協助者已經運行能量進入到第一脈輪後，問問你自己，你所希望的事情或信念，是否仍然感覺較像是一種可能性而已呢？或是有進展到覺得像一種概率性呢？我說的「可能性」，意思是成功率低於50%，而「概率性」是指成功率超過50%。如果你已感覺有一種概率性存在，當你準備好時，讓信息泡泡下降到你腳下的第八脈輪，並說「八」。然後，每個人都將心能量送到泡泡那裡。

　　想像第八脈輪正在生成物質身體及物質現實的概率性。想像發送能量到那裡，將使能量像火焰般被點燃，然後像噴泉般經過其他所有的脈輪噴發出來。發送能量到第八脈輪，會同時滋養其他脈輪。這個步驟確實能幫助你把信息從你的高階自我，整合到所有的脈輪、身體及生活之中。

　　在這個簡短的練習之後，大多數人表示，他們對於可以真正成為什麼、達到什麼、或者想要什麼的認知，已經向上提升了許多。至少他們的舒適程度，會由於納入可能性或概率性而擴大。我記得有一位女士說，在以前，她完成願望的機會是微乎其微；但在這個練習之

後，她表示，現在願望的實現似乎是完全合理的。並非每個人都會有一個完全的轉變，但大多數完成這項練習的人，已經戲劇性地轉變了他們的信念。

即使你不是從形而上的角度來看，光是做這個練習，想著預求的結果，同時感應身體的這些區域，以及上、下的空間，便可以幫助你改變信念及增進舒適安心。不說別的，這也能擴大並加強你的自我形象和自我信念，非常正向地影響你的表現結果。

簡短的複習

開始時，你進入到第十脈輪，問一個問題：「為了（成為、達成、擁有、或相信）＿＿＿＿＿＿的能量及本質（精髓）是什麼？」（你自己填空）

當你沒得到什麼，或者是有某種暗示，把它轉化為能量球，並移動到第九脈輪。運行心能量進入到第九脈輪，直到你覺得準備好時，將其移動到你的第七脈輪。如果有別人在協助你，說出「九、七……」等，讓他們可以與你同步。別人協助時，將凝視及發送的能量投入到你指定的脈輪。一切就緒後，持續這一程序，通過第六、第五、第四、第三、第二及第一脈輪。

此時，評估你欲求事物的感覺是否可能有50%以上的發生率。如果是的話，就把能量球移入第八脈輪，說「八」，然後每個人都將能量投向你的第八脈輪，直到感覺這個程序已經完成了。

Q：做這個練習時，必須提醒自己，泡泡裡面是什麼嗎？

A：不用。泡泡中包含的信息，超越了你的理解。一位
　　心理學家可能會說，這是在你的潛意識裡的東西，
　　你不需要在意識下了解它。

Q：是由接收能量的人來說出脈輪號碼嗎？
A：是的，協助者看著那個脈輪，並發送能量給它。

Q：怎麼知道何時已準備好移動到下一個脈輪？
A：你不需完全確定。這只是你的感覺。如果你在一個
　　脈輪耗時超過五分鐘，你的工作方式可能太辛苦
　　了。放輕鬆，並向下移動到下一個脈輪。不要爲難
　　自己。

Q：如果我的願望是當什麼、做什麼或擁有什麼，卻帶
　　來極度的恐懼，我能做些什麼？
A：有時，我們的願望會驚嚇我們。興奮與恐懼之間的
　　界線，往往非常的窄。這情況非常容易發生，你以
　　爲自己正興奮的工作，然後卻發現自己正處於恐懼
　　的狀態中。恐懼是一種情感，不讓我們可以輕鬆地
　　改變或實現我們的願望。

所以，如果有某個問題讓你覺得處理它會帶來太多的恐懼或不
適，那麼，你可以使用「停放並浸泡」技術，這是我的一個學生想出

來的。

你所需要做的，就是把本質及能量球從第十脈輪向下移到第九脈輪，並停放在那裡很長一段時間；只要有需要，多久都可以。讓它只是待在那裡「浸泡」，直到你準備繼續下去為止。第九脈輪是可能性的所在。因為它還只是一種可能性，就沒有成為現實的急迫性，也不會引發恐懼感。當它位於第九脈輪內可能性的領域，你就會感到舒適安心。

可能很久以後，當你終於感到舒服並準備好了，將其下降到第七脈輪，並停放在那裡，做更多的浸泡，並且多久都可以，只要問題能在這一層次變得舒適為止。重複這個「停放並浸泡」的過程，並從第六直到第一脈輪。

換句話說，你可以用非常非常慢的速度做這個練習，讓你的身心得以完全習慣於每個脈輪內含可能性的內容，然後再嘗試舒服地將它推入概率性的第八脈輪。在某些情況下，你可能要把泡泡停放在某一個特定的脈輪，為期一小時、一天、甚至一個星期。在大多數情況下，你可能更早就準備好了。

你不必時時刻刻都想著能量球。你的潛意識不會忘記它的存在，並有可能以某種方式讓你知道，你已準備把它移動到下一個脈輪。

最終，在你有充分的舒適感，而且這個問題不再因太棘手而無法處理，這時，你終於可以讓能量球一路下降到概率性的第八脈輪，它位在腳的下方，點燃它讓其噴發，使你的身體及生活更具可能性。

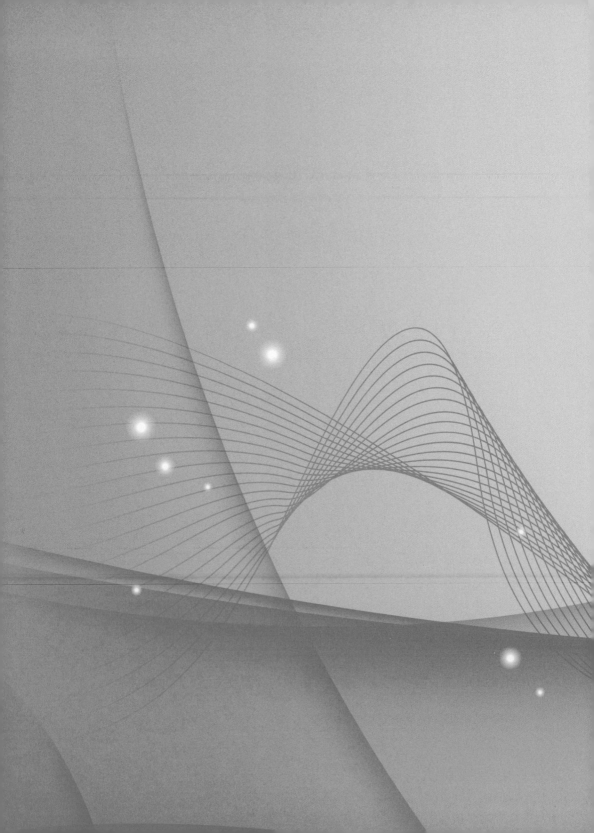

18
天賦及才能也能被分享

當你頭腦平靜，從心工作的能力就會被放大。

——理查・葛登

　　由於我對從未思考過或想像過的能力保持開放態度，於是我發現了很多量子觸療2的應用方法。本章所分享的天賦及才能的技術，是萌芽於一段與朋友的對話。

　　在一間咖啡館裡，卡若琳告訴我，她曾是一個成績優異的學生，但她從來不用努力苦讀，她會記得所有聽到或者讀到的一切，然後她就能交出作業，並在班上名列前茅。

　　相較之下，我就必須非常努力於學業。我的作業經常得讓老師們在上面大加批改，使得那些作業看起來就好像得到一些紅色的疾病。我想，如果我能體驗到卡若琳的天賦，那該多麼的美好！

　　為了好玩，我編造了一個技術來嘗試。我教她怎麼運行心能量，然後請她完美地回想她的天賦，然後用她的心能量發送給我。立即的結果並不十分有趣——我什麼都沒有感覺到。

　　那天晚上，當我準備好去睡覺，我想到了一位多年未見的朋友。突然間，我清楚地看到她的臉，距離我約三十公分，上面還有用金色字母拼寫出的名字。這似乎太奇怪了，因為我以前從來沒有過這樣的經歷。

　　那張臉孔及字母是如此地栩栩如生。我可以看到特大號的金色字母，清楚得就如同在一張海報上。它們是如此明亮、清晰及明確，我可以重複地順向或倒反著念出來。它們並不如一般的想像會移動或變化。然後，我想到了第二個及第三個朋友，他們的臉孔突然也出現在離我約三十公分處，他們的名字是用清楚明亮的金色字母拼寫在下方。

　　當我看到這些面孔及金色字母的名字，我突然開始感覺到巨大的

恐懼。這對我來說是很奇特古怪的，因為在我的生活中，似乎並沒有任何相關的經驗。這種恐懼非常強烈，讓我失眠近一個小時。

幾天後，我再次遇到卡若琳。我說：「當你想到朋友時，會突然看到他們的臉在你面前，而且名字用金色字母拼寫在下方嗎？」她看起來既震驚又驚訝。她回答說：「你怎麼知道？」然後我問她，是否承擔了很多圍繞著她的恐懼。她說：「哦，我的上帝，是的！」我解釋說，我曾短暫地獲得了她的天賦，但也伴隨著她的其他負擔。

這帶給我一項課題：你如何可以得到一個人的天賦，卻不用承擔他們多餘的情感困擾？你有可能得到莫札特的天賦，卻附加他的不成熟；或者是愛因斯坦的才智，卻附加他的寂寥。我想找到一種無副作用去獲得或分享好處的方式，而我也做到了。

以下是如何無副作用地分享或獲得天賦的方法：

無論是分享或接受天賦，只要在第十脈輪裡問：「這個天賦的能量及本質（精髓）是什麼？」

高階自我會從想要的天賦中，過濾掉任何不需要的元素，如恐懼、不成熟或孤獨等。

然後，如果你與別人分享你的天賦，就把產生的能量及本質（精髓）下降到你的心輪，把它與心能量一起發送給其他人，或代表他們的圖示。

如果你是要接收別人的天賦，就把能量及本質（精髓）從第十脈輪下降到其他脈輪，並感覺到安適。然後讓它找到它在你的身體及生活中的自然位置，並與你結合，就像在轉變信念的章節（見第十七章）一般。

　　我們不必知道任何有關分享天賦的生理學或心理學知識，也能獲得豐碩的成果。這是因爲我們正與一個非常特殊的智能一起工作，它也許永遠不會被我們簡化的邏輯及科學所理解。無論是發送或接收純粹的天賦，都是一種設定意念的方式。而療癒就是經由意念來進行。

　　一群人也同樣能分享彼此的天賦。例如，如果你想跟一群人分享天賦，你可在你的第十脈輪裡問：「這個天賦的能量及本質（精髓）是什麼？」然後將其移動到你的心輪，再將它投射到整組人，無論是以個人爲單位還是一個整體。最簡單的方式是，如同第十六章所說的，連結整群人爲一個圖示。

　　如果是由別人跟團體分享他們的天賦，你只需開放你的心胸在接收模式下，經由你的第十脈輪過濾能量及本質（精髓），然後通過你的脈輪，整合融入你的身體，就像之前做的一樣。

Q：有人可以一次跟一個人或一群人分享多種天賦嗎？
A：是的，當然可以。如果將天賦打包成一個圖示，做
　　起來就容易多了。

Q：你可以同時發送及接收天賦嗎？
A：我覺得有可能。試試看吧！我們才剛開始探索這些
　　可能性。當我們謙卑地、公開地承認心、身體及宇
　　宙的智能及深奧，它們似乎超出了任何我們所能夠
　　理解的限制。

Q：一整個房間裡滿滿的人，可以同時發送及接收其他
　　人的多項天賦嗎？

A：我們在一次量子觸療2研討會中，在僅剩下的幾分
　　鐘裡，實際試過一次。當時，每個人似乎都樂在其
　　中！不過，說實話，當晚回家後，我並沒有開始講
　　一種新語言或知道如何編織毛衣。

Q：再回到莫札特及愛因斯坦，你可以要求一個在世或
　　已去世名人的天賦嗎？

A：尋求一位祖先的同理心或創意，或是受歡迎教授的
　　智慧及洞察力，如何？當然可以！只要在你的第十
　　脈輪裡問這個天賦的能量及本質（精髓）是什麼。
　　不要擔心，你不是在偷他們的天賦，也不會有著名
　　的殭屍會來敲你的門，試圖把那些天賦要回來。

　　在流行文化中，我們稱著名的人為「圖示」，而事實上，在我們
的量子觸療2涵義中，我們可以將所代表的天賦視為圖示。你的高階
自我似乎比你更知道天賦是什麼，而且能夠從龐大的人類共享可能性
的圖書庫中，用純粹且個人化的形式帶給你。不然，你覺得莫札特及
愛因斯坦是如何得到了他們的天賦？

　　另一種方法是，要求一項特定的天賦，卻不指定要來自某特定人
士。我會希望天賦來自更多有趣味、耐心、感激、組織、自信，或任
何你想要的。你的高階自我可以從那裡接手、過濾及訂製天賦送給

你。進入第十脈輪裡，詢問這個天賦的能量及本質（精髓）是什麼，然後通過你的脈輪及身體整合它。

這就像有一個專門的智能助手，在電腦遊戲前或過程中，幫你從無限的選項中，選擇你的遊戲角色、配件、能力及個性。明智地選擇你的天賦，並以正直及愛心接受及使用它們。

天賦通常不能只由一次的量子觸療療程，即穩固地存在於我們之中。因此，必要時需經常重複這一過程。如果你感覺天賦已經扎根，請自己培養它，使它成為你自己的一部分。

這項工作的奇蹟，帶給我的驚喜永不停止。

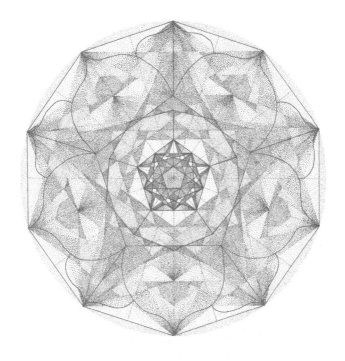

19

蝶骨、枕骨、骨盆
自動準齊的魔法

最重要的是，不要停止發問。

──愛因斯坦

　　在這本書中的所有應用程式，這個應用程式將脫穎而出，超出一切。它從來沒有停止帶給我驚喜。它的工作效果快速。它是可見的、可衡量的、可測試的、可靠的，而且對那些了解生理學的人而言，更是神奇的。它在整個身體上具有許多戲劇性療癒的益處。它是蝶骨—枕骨應用程式。

　　這個應用程式由唐・麥肯介紹給我，他是文學碩士、合格按摩療癒師、合格心理健康諮詢師、顱薦能量療法治療師及結構能量療法的創始人。這是一個綜合性的療癒方法，重點在體療及顱骨／結構技術。你可以在唐的網站 StructuralEnergeticTherapy.com，閱讀有關他和他的療癒、課程及產品。

　　我們已經在第七、九、十、十一及十六章都提到蝶骨，在第四章，你第一個使用心能量的練習，我們教你測量及暫時平衡髖部與枕骨。

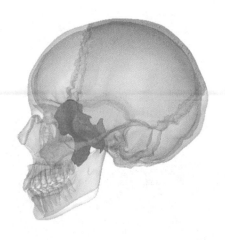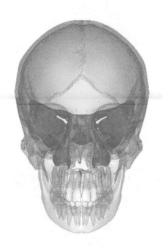

蝶骨

但現在，你將學會如何一下子就調整它們全部，快得以秒計，調整後即能持續一生。這種能夠不接觸、卻可快速平衡蝶骨與枕骨之間關係的能力，並同時自動調整髖部，是如此地驚人，使它值得用這一整個章節來專門介紹。

複習一下，蝶骨是一個面具形狀的骨頭，位於臉後面的深處，接近頭部的中心。枕部或枕骨在頭部的後下部。枕骨脊是枕部的一部分，在運行能量前後，我們測量它的歪斜。使用量子觸療2來平衡這兩個骨頭之間的扭曲角度，可自動平衡髖部，有助於挺直身體，並具有深遠的健康益處。

下面的討論對技術的理解很重要。但如果你喜歡實作，而不是冗長的解釋，請隨意跳到本章結尾「技術的細節說明」閱讀（見225頁）。

扭曲的顱骨及骨盆：這是正常的，但不是理想的狀態

唐・麥肯對蝶骨與枕骨之間關係的研究，超過二十五年。蝶骨與枕骨終其一生相對於彼此都在扭曲狀態，並幾乎引起每個人的臀部，並聯式（或平行式）不平衡的扭曲。他稱這種模式為「核心扭曲」（Core Distortion）。他幫助我理解它，以及它對身體及健康的重要性。

唐表示，核心扭曲造成整個肌肉骨骼系統產生失衡及弱點，這些可能導致身體周圍的其他問題。他發現，只要平衡核心扭曲，這些失衡及弱點便可以被矯正。

由於尚未被發現的神祕原因，在核心扭曲模式中，蝶骨／枕骨及骨盆的失衡，在生命的早期就已發生，甚至在出生之前。「人體奧妙

展覽會」（Bodies: The Exhibition ）的巡迴解剖展覽中，從一個十六週大的胚胎標本，或在醫學實驗室的胚胎標本，都可以看到這種扭曲。

唐還發現，在其他哺乳類動物也有同樣的扭曲。騎馬的人被教導要走在馬的左側，這是因為馬的蝶骨錯位，導致馬會稍微轉向右側，因此要走在牠的左邊，以防止馬踩到你的腳。我想這意味著，如果你平衡馬的核心扭曲，馬會走得更直，這麼一來，不管你走在馬的哪一側，腳受傷的機會都會是相同的。

以下是唐・麥肯在超過三十七年的執業生涯中，已經發現了平衡顱骨扭曲及核心扭曲後，對超過兩百種健康狀況有很好的反應 。茲將部分列表如下：

脊柱側彎	肌肉拉傷
椎間盤膨起及突出	肌纖維疼痛症
椎間盤退化性疾病	狼瘡
脊椎錯位	裂孔疝
顳頜關節痛	食道胃酸逆流
肌腱炎	腕隧道症候群
手術疤痕及粘連	頸部疼痛
神經壓迫	肩部疼痛
關節炎	網球肘
骨質疏鬆	冰凍肩
關節僵硬	揮鞭症候群

頭痛	足部疼痛
扳機指	足底筋膜炎
背部疼痛	跟骨骨刺
坐骨神經疼痛	拉／扭傷
髖關節疼痛	以及更多！
膝關節疼痛	

　　唐・麥肯已經把他所發展的技術教給很多人。他的核心技術就是一種釋放頭蓋骨中蝶骨及枕骨的核心扭曲的方法。他還整合、開發了專門的軟組織鬆解序列，來平衡核心扭曲模式。而當這種平衡發生時，一個重要的同步結果是，髖部也會自動移動到平衡點及支持點。

蝶骨及枕骨的解剖

　　蝶骨位在鼻子及眼窩的後面，形狀像蝴蝶或蝙蝠。它反映了骨盆的平衡或不平衡。它支撐腦下垂體，並接觸顱頂內其他所有骨骼。由於它在中央靠前的位置，可以作爲一個避震器，因此，撞擊臉部的力量是經由它傳導到所有顱骨。有些骨科醫師稱之爲「GOD」的骨骼，這是「神聖的幾何圖形」（Geometry of the Divine）的縮寫。蝶骨是人類胚胎第一個形成的骨骼。

　　枕骨位在顱骨的後下部，支持整個頭部，並坐落於脊柱的頂部。它與蝶骨連結在「蝶枕基底部軟骨聯合」（sphenobasilar synchondrosis，或SBS）。這兩個骨頭因爲這個連結，就如同這個樞軸關節字面上的意義一般，它們都可以相對於彼此，做旋轉及移動的

運動。

　　即便可能沒有必要，如果你想有一個更好的蝶骨及枕骨解剖畫面，你可以在網路上或解剖參考書中搜尋這些骨頭。或者，你可以下載並執行一個智慧型手機或平板電腦的解剖應用程式所展示的頭骨骨骼。我最喜歡的是iPhone或iPad「爆開的頭骨應用程式」（Exploding Skull app）。

核心扭曲的3D立體空間關係

　　下面的幾何學討論是可選擇的，如果你願意，可以略過它。它是爲那些想要好好地了解唐·麥肯所教授的核心扭曲，以及爲什麼我們發現髖部及枕骨脊會有這樣的測量結果的人所寫。要成功地使用我們在本章結尾所教的技術，這些資料其實並不是必要的。人體及宇宙智能似乎比我們更清楚此複雜的幾何結構。

　　根據唐·麥肯的研究，在核心扭曲中，蝶骨歪斜的方向，通常是蝶骨的左側向下及其右側向上。同時，枕部歪斜在另一方向，即左側向上及其右側向下。這樣一來，右側是在前面（蝶骨）較高，左側是在後方（枕部）較高。（這裡指的左、右是針對當事人的角度，以及如果你是在他們後方，你所看到的方向。）

　　其結果是顱骨內骨頭的原型扭曲 （archetypal twist）。如果你從正前方或正後方看著某人的頭，面對你的骨骼（如果你在前面是蝶骨，如果你在後面則是枕骨）是順時針方向扭轉，在你的左側向上，在你的右側向下。如果你正從側面看他們的頭，無論是他們的右邊或左邊，面對你的側顱骨被逆時針扭曲，在你的右側向上，在你的左側

向下。你可以把雙手放在你面前，傾斜及扭轉他們，以幫助你想像，很快熟悉這種立體空間的關係。

我們在第四章中教你如何測量枕骨脊時，我們說，當你從背後看，幾乎都是受測者的左側高、右側低。這與典型的蝶骨／枕骨扭曲，配合得很好。

根據唐．麥肯的觀察，顱骨及骨盆通過驚人的結構及反射系統緊密協調著，包含顱骨、硬腦膜（即圍裹著的腦及脊髓的膜）、韌帶、肌肉、筋膜、神經、脊柱及骨盆。因此，非常令人驚訝地，顱骨的排列直接影響到骨盆及臀部的排列。蝶骨／枕骨扭曲，也會導致臀部及骨盆相對應的扭轉。

原來，即使蝶骨／枕骨扭轉軸線是從前到後，並且骨盆扭轉軸線從兩旁一側到另一側，它們對應的扭轉方向是相同的。它們的扭轉方向是平行的。根據唐．麥肯，如果你看看當事人的髖部，無論從他們的前面或後方，以你為基準點，觀察髖部在靠近你的這一面，在你右側的髖關節向下旋轉，髖部頂端朝向你；在你左側的髖關節向上旋轉，髖部頂端遠離你。

當你從當事人的側邊來觀察，無論從他們的左側或右側，這種髖部旋轉就比較容易理解。面向你的髖部作逆時針旋轉，在你右側的髖關節向上旋轉，左側的髖關節向下旋轉。這個側視髖部的逆時針旋轉，是與側視顱骨時逆時針旋轉在相同的方向。再一次，傾斜及旋轉你的兩隻手，可以幫助你理解這個立體空間的關係。

可是為什麼在第四章中，用我們的雙手從前面或後面去測量一個人的髖部，我們幾乎總能發現我們的右手高而左手低呢？我自己沒有

想過太多有關幾何的問題，只是療癒的正面及背面的髖部，像是分別獨立系統。克里斯一直認為從側面看，每一個髖部是順時針的扭轉，這正和唐‧麥肯描述的實際是逆時針扭轉剛好相反。

這個神祕悖論的解答是，與髂骨（又稱腸骨）的其他地區相比，兩側髂骨頂部（髂骨是骨盆頂上的大骨頭）是非常高的。當這種高頂是旋轉向你時，你的手測量髖部為高；當它旋轉離開你時，你的手測量髖部為低。當扭曲消失時，左、右髂骨高度平衡，和你雙手之間的聯線也會變得水平。

骶骨（又稱薦骨）是上面其他脊柱所依賴的基礎。它位在骨盆的後部，兩個髂骨之間。根據唐‧麥肯，當髖部有典型的核心扭轉模式的變化，右髂骨抬起右側的骶骨，左髂骨降低左側的骶骨，其結果是骶骨向左側傾斜。因為脊柱位在這傾斜的基礎上，幾乎每個人都有天生的些微側彎。經由生活中的活動、事故、創傷、情緒困擾，以及其他的未知因素，脊柱的曲率會變得更加擴大，造成更大程度的脊柱側彎，以及脊柱和全身的錯位。

本節最終的結論是，不論何種幾何形狀，不管原因為何，不論你是否完全明白，在本章結尾有簡單的量子觸療2技術說明，可以平衡核心扭曲，並在幾秒鐘內完成調整，而且有長期持續的結果。

三個卓越的觀察

我很感謝唐‧麥肯告訴我，我能用量子觸療2專注於蝶骨而得到更好的結果。僅在幾秒鐘後，不僅能平衡蝶骨使其變得水平，也同時包含枕部及髖部兩者的正面及背面！換句話說，用我們的心能量及意

念專注於蝶骨幾秒鐘，即可平衡核心扭曲，而且幾乎每次都會成功。專注於蝶骨可得到同時調整這種更好的效果，這是第一個卓越的觀察。

在我從唐・麥肯那裡學到蝶骨／枕骨技術以前，我會分別處理人們的枕骨、髖部後面、髖部前面，就像在第四章中你學習到的方式。或者所有這三項工作，我會同時使用一個圖示，就像同時多工作業的章節所教的（見第十五章）。但是我發現，這些調整只能維持幾天至一個星期左右，然後我就需要再次調整。

但是，當我專注於蝶骨排列，並運用這種先進的蝶骨／枕骨技術在別人身上時，當我與他們在幾週、幾個月、甚至幾年後再次相遇，他們的髖部及枕部仍然是水平的，就如同我剛調整好的那一刻！我用這個方法幫助一個朋友，就在隨後的幾個月，她歷經兩次車禍事故，並在第三次事故時被撞倒。不尋常的是，當我再次遇到她時，她的蝶骨及髖部仍然保持完美的平衡，就如同才剛調整好一般。

難道只是一次幾秒鐘的量子觸療2療程，就可以戲劇性地及永久地改變一個人或任何人的生活，把他從一個（自出生前）顱骨及骨盆扭曲的過去，轉變到沒有扭曲的未來？事實顯然是如此！這是經過觀察唐・麥肯三十七年來用結構能量療法療癒的結果來證實。根據他的紀錄，在二十至三十年前第一次被療癒的人們，他們的顱骨及身體結構依然保持平衡。

儘管有生活上的衝擊和壓力，還是能長期維持平衡及準齊，這是第二個卓越的觀察。

第三個卓越的觀察，讓我非常驚訝，那是當我終於要研究蝶骨的

解剖時。雖然我已經可以成功地調整很多人的蝶骨、枕部及髖部，卻同時有一個非常不準確、甚至錯誤的蝶骨形狀及位置的概念，以致我的解剖觀念全搞錯了，我甚至弄錯了扭轉的方向，而且我也沒有想到枕骨。但是，這個技術仍然有效！

　　從這次經驗中很清楚地顯示，我認為在某種程度上，身體及（或）宇宙智能理解我的意圖，且比我更能了解解剖及人們的需要，並設計它們之間的轉譯。

更簡單地說，我的體會是這樣的：

　　量子觸療2的運作是經由身體及（或）宇宙的超級智能。

　　這聽起來可能有點奇怪且令人難以置信，但為何我觀察到的事會發生呢？為何我的錯誤意圖，可以導致正確的結果？不管是對還是錯，這是我現在的工作模式，而且它對我以及我的學生都有用。

　　當我有足夠的信心，在量子觸療2研習會中教授此一進階技術，我很高興地看到，其他人可以學會這個蝶骨／枕骨的調整技巧。讓他們大大驚訝的是，幾乎每個人在第一次嘗試時都幾乎可立即上手。我想，我可以把這項技術的可教性，視為第四個卓越的觀察。但我不這麼做，因為我是在期待它。

　　數以千計的學生已經學會了這種技術，現在該輪到你了。

技術的細節說明

1.測量

　　首先測量髖部的正面和背面，以及枕部，如我們在第四章中介紹的。它們是否歪斜？如果是的話，歪斜了多少？在大多數人，你會發現下述的典型雙手測量結果：受測者的枕骨脊左側高，背面髖部上方右側高，前面髖部上方左側高。你可能會碰到一些差異。有些人很容易測量，其他人則由於身型而較難測量。

　　不用擔心該如何測量蝶骨的傾斜。這是很難做到的，而且說實話，我自己也不知道該怎麼做。我的看法是，如果髖部傾斜，你幾乎可以假設，蝶骨及枕骨也是一樣。

　　接下來，有幾個方法可以重新排列這些骨骼及使其反轉扭曲。

2A.直接法

　　站在你想幫助的人前面，看著他們的臉，想像蝶骨為一個狂歡節面具，像大型的蝴蝶或蝙蝠的翅膀，跟臉一樣寬，位於眼睛的後面。想像它坐在枕骨前面，依隨它們之間的接合樞紐而活動。為了反轉及水平扭曲，通常需要調低接受者蝶骨的右側，並調高左側。如果你忘記了平常的扭轉方向，不要擔心該怎麼做。只要保持意念，它自會調整到需要的任何位置。運行心能量來加強它，意想蝶骨移動到其正確位置。

　　如果你做得很好（幾乎每個人從一開始就做得很好），蝶骨、枕骨及髖部都會自動對齊。通常這只需要大約五至十秒鐘，但你可以用

更長的時間。當你有自信時，你甚至可以做得更快。

2B. 圖示方法

創造一個圖示，如第十五章的說明，那代表你的意圖是要使蝶骨／枕骨調整對齊。它可以是在這一章描述的任何類型圖示，或者是你自己想出來的。只需運行心能量進入此圖示，意想調整接受者的蝶骨／枕骨。這樣做大約五至十秒鐘，或者是你所需的更長時間。

3. 再次測量

好了，現在重新測量髖部的正面及背面，並測量枕骨脊。歪斜已經減少或消失了嗎？如果是這樣，你就大功告成了！在大多數情況下，髖部會立即變得水平，而且很可能在以後的生活中都可保持下去。

只使用內在的感覺及意圖，不碰觸而給別人一個結構上的調整，是令人震驚的。它違反了當今科學技術的核心假設。但現在，你以及幾乎任何人都可以迅速、方便、可靠地做到這一點。

這是眾人可見的魔法。你用想法及感受明顯地影響了外部世界。

你是神奇的，而世界遠比我們以前想像的更加神祕。

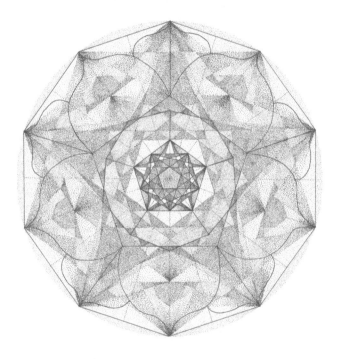

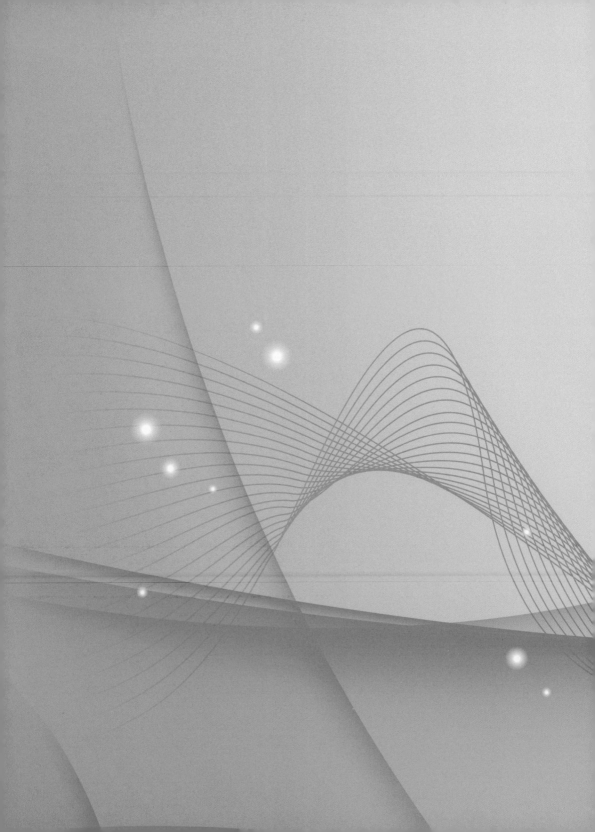

20

常見問答Q & A（二）

你的愛真的很重要，
它的影響遠超過你所知。

——理查・葛登

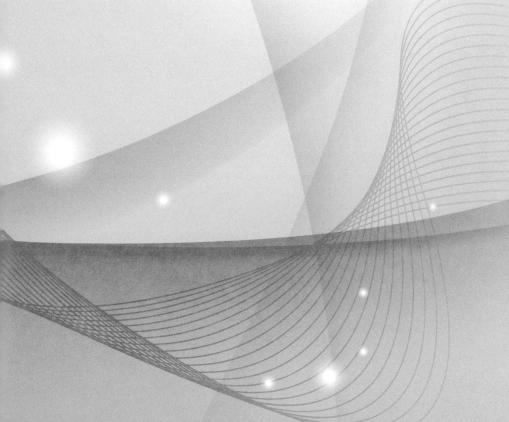

改變信念與認知：十個脈輪練習

Q：我要專注在脈輪的顏色嗎？

不用，你一點也不用專注於色彩。你不必爲了吃一顆蘋果而去想它是什麼顏色。蘋果就是蘋果。只要把眞正的愛帶到眞正的脈輪。

Q：我們要在頭腦裡想像脈輪嗎？

不用，只要把你的注意力專注於脈輪所在的身體部位。你不需去想像它。你用意念把愛送進該脈輪，使它在適當的需要時，充滿光亮及能量。

Q：爲什麼我們要進入第十脈輪要求信息？

我們進入到第十脈輪，因爲我們沒有成爲、執行、擁有或相信這個東西的經驗，但我們的高階自我有。第十脈輪是我們高階自我的能量。

Q：爲什麼我必須告訴我的合作夥伴，我正在哪一個脈輪？

因爲當你通過這些脈輪，你倒數說出脈輪號碼，讓你的夥伴可以增加能量，支持你、協助你把能量及精神實質帶到物質層面。

Q：你曾說過，當我下降到第八脈輪，我需要感覺到願望有超過50%的可能性。要多久時間才能達到這一點？

當感覺準備好時，就讓它通過了。不要過於擔心細節。在此我們

不想太確切的原因是，這可能會限制過程的進行。保持工作上的樂趣吧！

儘管進入到第十脈輪並得到某種東西，不管有多模糊，不管它是什麼。對於很多人來說，這很容易；但對於其他人，可就不簡單了。它不必是困難的。當人們對此有障礙，主要的原因有兩個：

第一個問題是，你太挑剔你在第十脈輪中接收到的東西。如果你得到一種非常模糊的感覺，那是完美的。只需要覺得有什麼東西發生了轉變。你並不需要一個符號、聲音或圖片。就只是一種模糊的感覺，告訴你，跟以前比起來，有些事情變得不同了，而那就足夠了，那就很完美了。

第二個問題是，過度擔憂你在脈輪中傳送及接收到的是什麼。如果信息通過脈輪時，感覺很好，那就對了。它不用花費很長的時間。你越努力想做到完美，就越難以完成。就只要放鬆、感覺及接受。

越是輕鬆、流暢，以及不帶批判，你就越容易成功。

要改變我們的思想信仰是最困難的。我們大多數人仍然執著於成長時的想法，儘管現在我們已經是非常、非常不一樣的人了。能夠不用肯定性暗示而迅速地改變這麼多，是令人驚異的。

Q：我每次這樣做時，有感受到在第十脈輪的信息；但當它下降到第五脈輪時，就消失了。

你可能在第五脈輪有堵塞。對第五脈輪聚焦心能量，並意想清除堵塞，然後再重新開始脈輪練習。

Q：當我練習這個技術時，並不是每次都在第十脈輪接收到信息。
有時它會在另一個脈輪，這樣可以嗎？

很好。就把它傳送下來。最重要的是，感受到你的目標有可能擴
大及實現；並且當覺得安適時，將其下降到第八脈輪。

Q：你可以對自己做這個練習嗎？

可以。不過，我覺得讓別人幫忙，更令人印象深刻。

記得有一次在現場廣播採訪中，我說我們可以互相幫忙來改變我
們的信念。有人打電話進來說，「這是令人害怕的。」那是因為他們
認為，我能在別人不知情或不允許的情況下做到這一點。但是，沒有
人能辦得到。這需要兩個人非常努力地執行這個無可挑剔的過程。這
需要通力合作，以及有人先要有改變的渴望。

沒有任何事物比你的信念更能限制你。是我們自己局限性的信
念，將我們牽制於此。像這樣用愛及能量轉變信念雖前所未聞，卻是
非常強而有力的。

Q：在練習時，我真的對目標感覺很好。但是當療程結束後，我回
到現實生活中，便可能會失去這種感覺，並感到沮喪。我如何
能持續保有這樣美好的感覺？如果我再度感到沮喪，怎麼找回
美好的感覺？

當你知道可以讓自己轉換處境，這本身就是一個突破。當一個小
孩學走路，摔倒時，他不會說：「我怎麼知道當我再站起來時，不會

再度摔倒呢？」他只是不停地嘗試走路。這就是成長及學習的過程。
你的舊現實是真的，新的現實也是真的。你要身處在新的現實中，才
能獲得力量。

Q：這是否意味著當我再次感覺沮喪鬱悶時，我應該再重複這些過程？

你應該如此。抑鬱的發生，經常是因為憤怒沒有表達出來。請朋
友一起幫忙，你會發現比較容易進行。你可以透過電話或視頻軟體
（如Skype）來做到。

Q：我感覺不到脈輪，但我有一絲它們在哪裡的感覺。這樣是否足夠呢？

是的。只需把你的意念帶到那個地方。

Q：你能提供一個實際的例子，說明這個練習能具體成為現實嗎？

一位來自東歐的熱情學生，稱讚這種方法，在一天之中把她的狀
況，從在輪椅上病懨懨地，轉變成充滿活力且持續的健康！並且歸功
於它大大地開啟了她的人生，讓她在兩個星期內得到了工作、金錢和
機票，前往下一次我在夏威夷的量子觸療2研習會！有趣的是，當她
開始嘗試時，她不認為這會成功。我不知道還有誰曾用這種方法而經
驗到如此大規模的改造及成功。但是，她的故事暗示著，如果一個人
能專注並強力地實踐這些技術，所能達成事物的可能性是無限的。

對我而言，我在開放自己靈感、思路及解決方案上，有很大的

成效。我用這個方法去問了大問題，並開放自己來接收大答案。我用這種方式問了一個問題：「我還能了解哪些其他有關量子觸療的東西？」答案卻是巨大的。好像每次我們問到能量及本質（精髓）的問題時，我們就開放自己於無限大之中。

　　我總是在量子觸療2研習會上，看到人們從「我不能克服這個阻礙」，進步到「哦，天啊，現在我知道如何順暢地進行了！」它就是如此令人驚奇。

Q：當我協助我的夥伴通過這個過程時，我的眼睛都必須睜開，看著我正支持的脈輪嗎？

　　是的。用你的眼睛集中注意力，並專注在要發送你的愛的區域。你可以使用圖示，但當你有機會時，用眼睛來專注是更容易的。

圖示的運用

Q：在製作圖示時，可以做家庭成員的圖示，並對它靜心冥想嗎？

　　當然可以，有何不可呢？你可以為每個家庭成員做一個獨特的圖示，並把它們想得比其他做過的圖示更強大。代表一個人的圖示也可以是照片或短片。最重要的是，此圖示對你而言具有特別意義，並且讓你可以專注於它。

Q：你說為每個應用程式做不同的圖示。是否有一個通用的圖示是我們可以使用的？

如果你想要有一個宇宙通用的圖示，請作用在「打開你的心胸」上。我的一位老師很久以前說：「如果你只能學到容許，那麼在生活中就沒有什麼再需要了解的。」

一般常見問題解答

Q：你說要持續練習量子觸療。我應該按表操課嗎？

你可以這麼做。你當然可以為生活中的事物安排時間表，但為了偶爾隨意地練習，只要想到就去做。和你的家人或朋友一起練習，或者在你走路去市場時練習。但不要過度辛勞。保持輕鬆愉快，不要讓它成為苦差事。

Q：當你說「讓你的心充滿了愛」，它是如此地抽象。你可以更具體的描述嗎？

「愛」是一個具有多重意義的字。它是給予和接受，認識和理解；它是培育；它是脆弱的；它是深深地關懷；它是慈悲。它是很多事物；它包括許多的特質。這是人們自動感受的事情。母親會自動為了孩子而感受它，嬰兒會自動從母親那裡感受它。愛是廣泛地，不管是感動人或是被感動。

對於量子觸療2，愛在心區最終會歸結到一種非常美妙的感覺。

235

有時感覺溫暖或刺麻，這常發生在對你有特別關係的人或事物，或者是對藝術之美或世界的回應。如果你是人類，你應該知道我所描述的。如果你是一個反社會或精神疾病患者，請不斷地嘗試去感受那裡的東西，或許你會感到很驚訝。

Q：量子觸療是陰或陽的能量呢？

兩者都是。它既是陰，也是陽，因爲我們給予和接受。

Q：在基本的量子觸療，我們被教導要呼吸。是否有必要在發送心能量時練習呼吸？

執行教給你的基本呼吸法。使用你的雙手，以及從你的心運行能量。有時候，我的手在這裡發出能量（例如，肩上），但我的心運作在這裡（頸部）、這裡（背）和這裡（頭）等。量子觸療2改變你所學的。它只是給你更多的自由。這是做到量子觸療1加強共振技術的一個強大方式。

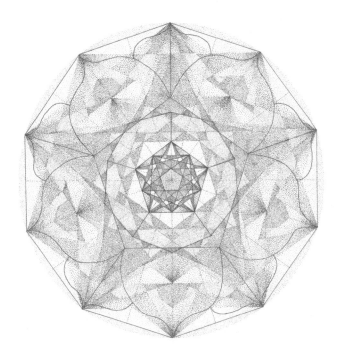

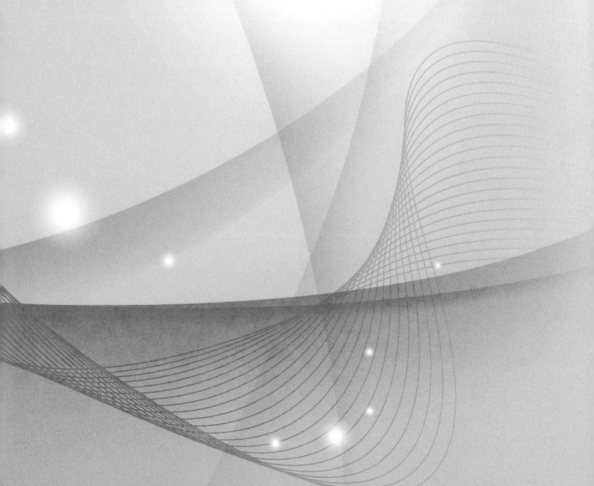

21

量子觸療作為一種靜心冥想

我們要從彼此分離的幻覺中覺醒。

——著名的佛教僧侶、詩人、和平主義者 一行禪師

有些人使用靜心冥想來放鬆和改善他們的健康，回到中心點，讓心靈沉靜，或者獲得內心的平靜和洞察力。靜心冥想的過程，很可能對你的福祉產生深刻的變化。有無數的靜心冥想方法，有無數的學校在教導靜心冥想。對於很多人來說，靜心冥想的最終目的是啓發及與無限的愛合併。

現在，你已熟悉量子觸療2，讓我們來發掘如何使用心能量，讓自己進入深沉、滿足的靜心冥想。

頭腦喜歡用萬物的千種想法來讓自己忙碌不堪。要使心靈安靜，我們使用選擇的力量及容許的力量。在我們開始之前，了解以下會有所助益。你不需要被你的想法所左右。你有想法，但思想者及思想是不一樣的。大多數人的生活深深地被認同所限制，並迷失在自己內心的老鼠籠中，被想法驅使著做滾輪賽跑。要想到的是，除了認同我們的想法、我們的身體、我們的感官、我們的欲望、我們的恐懼、我們的希望及我們的信念外，對我們而言，還有更多其他的東西。你的眞實身分是一個謎，它是這趟旅程的最終目的地。有太多的例子，人們實現超凡的體驗及無限的幸福，因此不能輕易地解嘲那只是道聽塗說或民間傳聞。

放鬆的重要性

無論你想在這趟旅程上走得多遠，每一步都將帶你接近你的目的地。我們將討論做量子觸療靜心冥想的一些變化，但第一步是始終不變的，那就是讓自己完全放鬆，無論是坐著或躺著。最重要的是要感覺非常舒服，讓身體的每一個部分都釋放所有的緊張。請放開一切。

如何正確呼吸

靜心冥想時要注意呼吸，這是非常重要的。頭腦傾向與呼吸同步。當你進入越深的靜心冥想時，呼吸和想法就越明顯地形成了深切的連結。為了幫助平靜你的想法，需要緩慢、穩定、放鬆的呼吸。讓自己找到一個簡單容易的節奏，然後用心能量連結你的呼吸。當呼吸與心能量的連結越深，你的想法就越容易消失。

時間多久才適當

為了獲得最佳的效益，一節靜心冥想應至少有十或十五分鐘。如果超過三十分鐘，專心度常會下降。因此，二十至三十分鐘左右最適合大多數人。每天一至三次是最佳的。若靜心冥想得太久或太頻繁，可能會變成逃避生活的一種方式。

如何保持專注

靜心冥想需要專心與注意。專注的內容定義靜心冥想的性質。下面是一些建議。

無思考的心能量

這是一種無聲的靜心冥想，你潛入心能量，臣服於心能量，與心能量合併。就只是這樣而已。你完全沉浸在靜默之中，去經驗心能量配合氣息在流動，並排除其他的一切。簡單地說，即是摒除飄進你內心的任何想法，當它是微不足道、無足輕重的，並讓自己留在這種感覺及心能量所產生的生理喜悅中。你不必考慮所經驗到的或試圖去解

釋它。只是去體驗它就好。心能量可以充滿你的全身。將你的注意力移回到你的心，並留在那裡。放空一切並享受其中！

心能量與想法

這個靜心冥想是你無聲地潛入心能量，如上述無思考的靜心冥想，但反覆問自己一個問題，慢慢持續地排除一切雜念。

這裡有三個問題，我想可供你選擇：

1. 我到底是誰？
2. 我是什麼？
3. 愛究竟能有多深？

你在詢問你的無限本質、無限愛心、無限智慧，以及你的深入內在。當你的心智游移時，持續將它帶回中心。使用心能量來推動讓自己越走越深。向高階自我問問題，答案會通過你的脈輪來過濾。你不必做任何事情來促進這一進程。

每次靜心冥想時，只需選擇一個問題。它們都是好問題，每一個都將開啟你的旅程，帶你回家。

「我是誰？」這個想法會摧毀一切雜念，
就像用於攪拌焚燒柴堆的棍子，它自己最後也會被摧毀。
屆時，自我領悟將會發生。
——印度靈性大師 拉瑪納・馬哈希（Sri Ramana Maharshi）

讓自己變得有創意

如果你想要，可以嘗試運用第十七章中十個脈輪轉變信念的技術來靜心冥想。當你這樣做時，可如該章所描述，你可以用一個問題，如：「什麼是知道我到底是誰的能量及本質（精髓）？」從第十脈輪將非語言性答案向下穿過其他脈輪。這將打開你的脈輪，從更遠更深的層次去了解及體驗自己，並能有力地提升你的靜心冥想。

練習本章的靜心冥想會給你很多好東西。它將更深入地打開你的心能量，讓你達成更好的療癒，幫助你的身體及情緒更加平衡，並協助你更深入地了解自己和愛自己。

我鼓勵你將本章的技術加以結合，並創造新的技巧。請探索並擁抱所有的可能性。

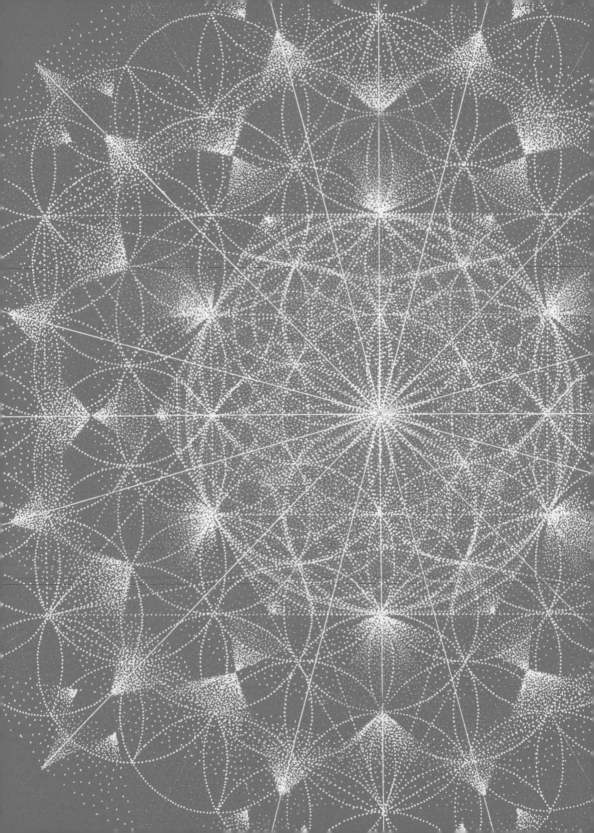

Part 4

科學的
未來發展趨勢

22

對人類未來發展的省思：
唯有愛能克服一切

去尋找心靈物質的解釋是一個傻瓜的冒險。

這就像切開一台鋼琴，只為了找到隱藏在裡面的協奏曲。

——博物學家 萊爾·華特森（Lyall Watson）

電腦會取代人類嗎？

艾倫・圖靈（Alan Turing）是電腦科學及人工智慧的先驅及創始人。一九五〇年，他想出了一個從此聞名的思想實驗，就是所謂的圖靈測試（Turing test）。他的想法是，在未來某個時候，我們可以使用一個測試來確定電腦是否已經變得有智慧了。如果你用文字句子與另一個房間的電腦聊天，卻無法辨別它是一個人或是一台機器，它就通過了機器智能的測試。

現在有很多線上聊天機器人，等著你為它們執行圖靈測試。它們都還不錯，但仍缺乏說服力。不過，二〇一一年在電視益智競賽節目《危險邊緣》（Jeopardy）中，IBM的華森（Watson）電腦戰勝了人類專家，顯示某些電腦可能已接近通過圖靈測試的階段了。

一些思想家推測，有一天我們將能夠開發具有人工智慧的電腦，它會是如此地複雜，將遠遠超過人類的智慧。有人稱實現真正人工智慧的這一重大里程碑為「奇異點」（the singularity）。他們預測，這種高於人類的超級智慧將會沒有限制地加速發展。同樣的論點，雷・庫茲威爾（Ray Kurzweil）及其他人猜測，人工大腦很快就能被製造，可以供我們自然老化的大腦去上傳或下載內容，從而成為永生不朽。

不管我們是不是開心地歡迎我們的新電腦霸王，或是變成它們，我覺得這樣的討論是一種誤導。任何會思考的機器沒有脈輪，沒有意識，也沒有動機，只有程式，而程式真的不會成為動機。電腦或機器人沒有心，沒有靈魂，沒有良心，沒有愛。它沒有活過，沒有背景，沒有內在的欲望或偏好，沒有情感。最終的結論是，電腦般的機器沒有心。

新圖靈測試：愛勝過一切

以下是我對新圖靈測試的建議，一個能夠測試人類及人性的方法。

如果是一個人在隔壁房間，

他或她可以在不碰觸之下調整你的髖部。

但若它是一台機器，它就做不到。

能夠適當地交談，不是人類特質的測試基準。人類擁有不可言喻的氣質，那是無法被衡量的。例如，愛的生命力能量不能被量化、衡量或放入數學公式中。一個真誠的吻，重量是多少？什麼是一見鍾情的方程式呢？

電腦就像一個投票機，可以很容易被入侵。它們就像奈米矽積體電路精神病態者。在科幻電影《2001太空漫遊》（*2001: A Space Odyssey*）中，太空船內超級電腦HAL 9000翻轉它的程式，有條理地關閉船員的生命支持系統，就如同它在玩一盤棋或調整艙內溫度一樣地輕鬆自然。

愛遠多於一個進化且盲目的程式。它是生命及生物的卓越重要組成部分，遠遠超出了繁殖及生存。我們不是笨拙的生物機器人，我們有能力去愛。我們有能力去體驗及預測，我們的意識對外部現實會產生可行的、可見的、可衡量的效果。我們的愛都有影響，它是真正重要的，它是無價的。當我們發現到這一點，我們每個人都將成為新人類。

巨大的啓示：與愛連結

當我們可以專注於心去感受胸口的感覺，感受我們的愛，投射我們的意念，然後看到在物質世界為此而產生變化，這代表什麼意思呢？

這表示，我們在以意念投射某種信號或能量，而它們被接收、理解及解釋，並且被反應。我們確定不是在使用任何已知的電磁頻譜（electromagnetic spectrum），因為距離是無關緊要的。

讓我們再次檢視一個明顯的事實。

使用量子觸療2技術，我們能夠發送能量或信息，或別的東西，不管它是什麼，去影響自己以外的事物。這種被導向心能量及意念的效果，是可重複且可測試的。這表示說，我們正在以某種方式，直接與那些被我們影響的事物產生連結。

我們顯然是與一個無所不在且無法被理解的智慧一起合作。我可以不明白肝臟的千百種功能，可能甚至沒有肝臟解剖位置的正確知識，但這並不能阻止我意想運用心能量適當地療癒肝臟。

不知怎地，宇宙似乎能理解和解釋、並以我們的意圖來作用。

我們已經內建了這些齊全的功能和能力，卻從沒有使用過，且幾乎不理解。

我們如何解釋這些明顯的事實？

最明顯的結論是，宇宙中有某種仁慈的基礎設施（克里斯如此形容），我們直接嵌入連接，就像魚兒在水中般自然。

所有這一切，引導出最大的暗示，即非宗教的靈性概念可能有著深沉的正確性。

俗世靈性（secular spirituality）❶的世界觀、經驗及生活方式的精神體系，不必然關係著一本書、一個教條、一個組織，甚至是信仰。這是一個基於日常經驗觀察的靈性，其中你的愛會產生影響，而你也深深地與宇宙連結。

如果你可以對愛的力量及影響，以及現實的奧祕保持開放的心胸，那麼你就適合世俗靈修。從這個角度來看，每一次量子觸療2的成功，都是一個平凡靈性的奇蹟。

如果你定義靈性為你與愛，以及一切偉大力量（或是你喜歡擬人化地稱其為神或女神）真實且實際的連結，就更能接受俗世靈性。

就個人而言，我們對靈性的理解程度，大致和圖書館書架上的書蟲一樣。我們對此深感無知，並且才剛開始這個旅程。

我希望這本書以及量子觸療2的體驗，能夠幫助閱讀它的人打開視野，看到人類的奇妙，直到有一天，可以在愛與敬畏下成為一體，停止對那些不可知且理解有限的問題爭吵不休。

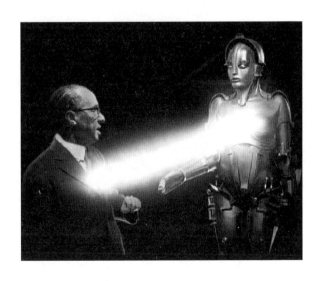

---

❶也有譯為世俗靈修，相對於宗教靈修、宗教靈性。

23
對宇宙的推測：
跨越時間、空間、距離的療癒

未來在過去的背景下創造現在。

——拉薩利斯

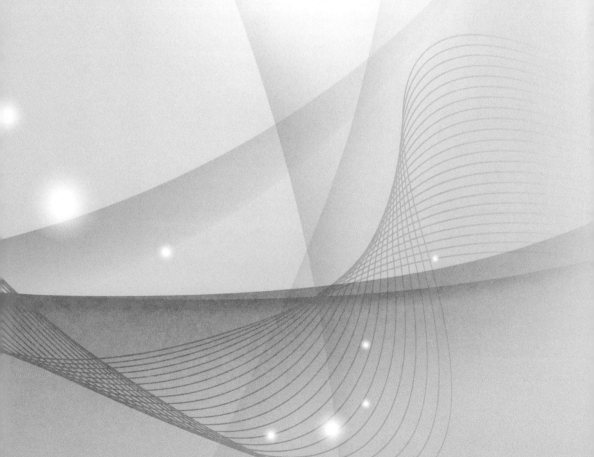

　　這裡有一些值得思考的事物。我們有一種與生俱來的能力，大部分卻一直是隱藏的、未知的、未使用的或是被忽視的。為何會如此呢？這樣的能力是演化過程的一部分嗎？這樣的能力如何進化？難道動物在進化時也擁有及使用這些能力，甚至牠們一開始就擁有，並可能是由牠們傳遞給我們人類的嗎？

　　這些都是很棒的問題。我不能說有明確的答案，但我可以猜測並提供一個可能的解釋。

　　動物能在有（或無）碰觸下，主動療癒彼此嗎？我尚未發現證據來證明這一點。顯然，一些動物會顯示同情心的行為。很多人也會，甚至有些政客也會。我想可能有動物彼此療癒的個案，但我們不知道牠們的存在。當你沒有特別在找什麼東西，你就不太可能會發現它。所以，即使有些人已經注意到這一點，他們很可能會忽視這些證據，因為它並沒有融入任何合理或可接受的解釋。但現在，我會假設發送心能量來療癒，絕大部分是專屬人類的能力，一個令人驚訝的、我們甚至不知道的能力。

　　所以，如果這是人類的能力，但目前還沒有進化的先例或前驅，那麼我們是怎麼得到的？它又是從何而來？

　　以下是我認為可能的情況：

> 進化是從未來而至，而不是從過去開始。

　　讓我來解釋一下。

　　在經歷量子觸療2作用的幾年間，加上其他生活方面的經驗，我

已經得到的結論是，宇宙的工作模式是以仁慈的智能在運行。當你發送心能量給某人，你的內在意圖是清楚明顯地被理解，並能適當地完成外在工作，即使你僅有很少、甚至並未真正了解身體的生理結構。但不知何故，你的意圖在現實世界中，確實地完成你打算做的一切！

也許我們都相互連結在一個智慧及仁慈宇宙的部分之下。智慧之處在於，宇宙似乎明白並了解我們的意圖；仁慈的是，我們的愛似乎賦予了療癒的意向。

看起來，意識的進化包含從叢林中的生存轉移到基於悲憫。因為它們的發展，系統變得越來越複雜，或許意識增長了更多同情的潛力。

我們可能需要去挑戰兩種常見的假設。首先，時間始終向前運行；第二，宇宙是機械的，沒有智慧。也許在這本書中所介紹的技巧，可能會導致我們其中一些人去質疑上述假設。而且，至少在時間不可逆性的假設上，我們不是第一個提出質疑的。

日裔美籍理論物理學家加來道雄博士（Michio Kaku, PhD）說，如果我們要在時間上往回走，在物理學上就需有大到無法測量的能量。許多物理學家都很困惑，為什麼時間似乎有一個向前的箭頭，而在將來的事件似乎總是由過去所引起。

但也許時間之箭並不如我們認為的那麼直前且不可逆轉，也許甚至不需要超巨大的能量。

無論涉及什麼方法，顯然，時間上逆轉因果關係確實發生，並且是真實的、可衡量的。在科學的不同領域，越來越多的證據正在積累，這似乎表明，未來事件可以影響過去，即使是在正常人的一般能

量生活中。

迪恩‧拉丁博士（Dean Radin, PhD，索諾州立大學思維科學研究所及資深科學家）在一九九〇年代，令人信服地發表說明，人類皮膚的導電值會因隨機觸發事件而反應，在幾分之一秒到幾秒之前發生。他稱這個爲「前應」（presponse），其他人則稱類似的效應爲「逆轉因果」（retrocausality）。

二〇一一年，社會心理學家達里爾‧J‧貝姆博士（Daryl J. Bem）（美國康乃爾大學名譽教授）在《人格與社會心理學》期刊上，發表了著名卻有爭議的文章，名爲〈感覺未來：異常回溯對認知及情緒影響的實驗證據〉。這篇文章報導了他及他的學生們所執行的九個實驗中，全部的結果都表現出，過去的看法及情緒被未來的事件所影響。

此外，我的合著作者克里斯‧杜菲德告訴我，他知道至少有兩個神經科學實驗室的數據，記錄有關單個神經元的電力尖峰信號。這些實驗室的科學家們，顯然記錄到可靠及可重複的神經元對具體刺激的反應，產生於實際刺激之前幾分之一秒！爲什麼大家都沒有聽過這件事？顯然，這些神經科學家都在否認的狀態，因爲他們遇到的現象並不符合先入爲主的概念。或者，他們可能是不太好意思公布他們的數據，擔心這會毀了自己的聲譽，危及贊助及宣傳活動。

如果將來能夠跨越幾秒鐘的間隙而影響過去，爲什麼它不能跨過幾十年，或跨越一個世紀，或跨越幾百萬年？

如果我可以把心能量投入到過去來療癒我的貓咪，未來的宇宙是不是有可能對我們發送意念來療癒及進化我們呢？如果我能隔著房間

或跨星球發送心能量，為什麼帶著愛的意念不能旅行許多光年呢？也許我們存在於多維度空間的現實中，其中一些人已超越時間或時空的箭頭。也許一個更高的意識正在幫助我們進化。也許這更高的意識是從我們自己，或者我們的後代，一個更有慈悲心、和平及進化的未來。

我猜想，運行心能量的能力，可能是我們未來進化潛力的禮物。我甚至開始覺得，也許真的有智能化設計。不過，這將是未來意識的智能化設計。我猜想，所有的生命可以被連接到一個精神單一性及更高的意識，從未來指導自己的進化之路。

我也開始自在地感覺到，在我們的核心中，人類希望靈性成長的理念，隨著時間推移，我們將發展更多像量子觸療2的新人類能力。看看我們是如何在說話、閱讀及創造性中進化。也許，量子觸療2只是許多更驚人能力的一個前驅者而已。

或許有一天，我們不需科技也可以瞬間從一個地方移動到另一個地方，而不必通過機場安檢。也許人類將得到無所不知的能力，如同某些修行者聲稱已經完成的。或許我們將有能力用量子唧筒，從空無一物中呈現實物。可能性是無窮無盡的。

我認為可能我們的DNA及意識在未來已進行編碼及嵌入新的可能性，而現在正朝著更進化實證、平凡的靈性前進，更能團結，而不是分裂我們。

但我怎麼會知道什麼呢？我只是住在這裡而已。

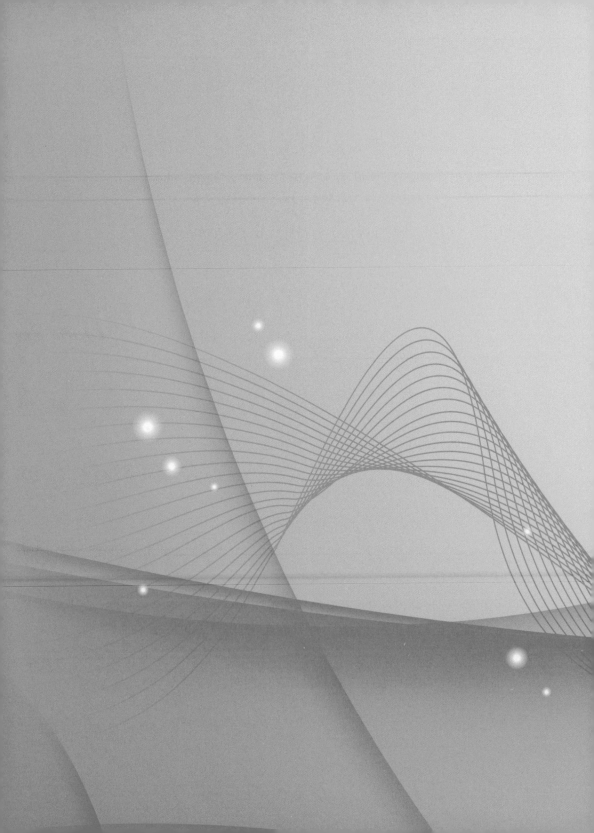

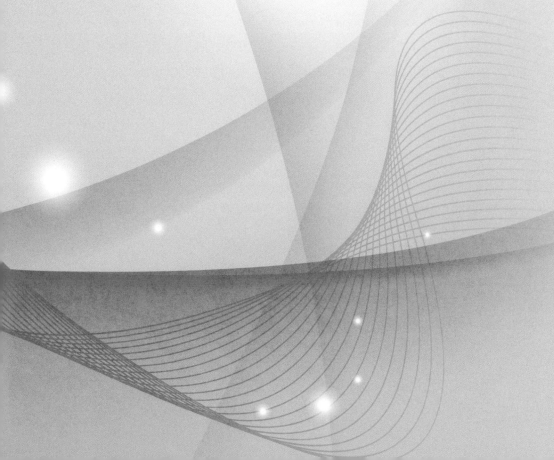

24
新未來的願景：
我們可以選擇未來的模樣

未來都不是原來該有的樣子。

——前美國職棒大聯盟的捕手、總教練　尤吉·貝拉（Yogi Berra）

　　夢想可以從不合理、甚至稀奇古怪的目標開始。一個完成偉大事業的任務，能夠真正激勵靈魂。有些運動員、藝術家、企業家，即使被許多試圖阻止他們的人所包圍，仍懷抱遠大的夢想。但大多數人停止允許自己真正有遠大夢想的自由。我相信，我們需要在精神上及心理上有遠大的理想及願望。我們必須擁有充滿激情的心，而不僅僅是頭腦中的動機。

　　不幸的是，大多數的人性是由憤怒及恐懼所驅動——憤怒於必須做自己不喜歡的工作，恐懼於如果不出席便會失去工作。如果主要動機不是恐懼及憤怒，那麼它很可能是出於想獲得的欲望——渴求工作無法帶給我的地位、物質及休閒的欲望。

　　因此，大多數人過著不滿、失望及混亂的生活。窮人想過得更舒服，然後發財；而有錢人發現，財富並不能帶來真正的滿足。每個人，無論他們承認與否，都希望有更多的愛。同時，隨著不滿足的人口增長得越來越大，我們面臨了地球的資源及環境的物理限制。因此，我們生活在一個似乎已經真正迷失了方向的世界。

　　為了一些觀點及背景，讓我們簡單了解一下人類陷入困境的歷史，然後，我將分享我的偉大夢想如何療癒我們的問題。

我們如何走到這一步

　　數百萬年前，在第一個生物登陸之前，一場生存的戰鬥於海中爆發。有些生物有巨大的牙齒；有些比較快速，或有甲殼，或是善於隱藏。這是地球上出現生命的原始生存意識。自我利益在無情的叢林法則下：吃或者被吃，必須不惜一切代價保持警惕的狀態。想想看，當

動物在大岩石周圍散步或游泳時，遇到另一種生物，牠只有一瞬間可以評估情況——我可以吃牠，還是牠會吃了我，或者這是一個潛在的伴侶？

隨著時間的推移，一些動物開始合作，發展憐憫心及同理心，這具有生物學上的好處。今天這可以在許多動物身上看到，包括大象、狗、貓、類人猿、甚至老鼠。憐憫心可以經由兩種感覺來定義：感覺他人的苦難（同理），並具有願望及意願來幫助他人。在核心上，同情是我們道德感的基礎。

早期人類生活在狩獵及採集的小團隊，有可能是三十至七十人的一個部落。他們為了生存，需要有同情心以及彼此照顧。一般的想法是，我們屬於這個群體，需要愛護及照顧彼此。雖然可能為了伴侶而有激烈的競爭，但最終會穩定回歸同理團體的日常生活。

但是，對其他群體有同情心是難以做到的。當資源十分豐富時，群體之間的和平共處總是一個選項。但是當資源匱乏時，社會可能轉變到一個非常不同的模式。群體之間為有限的資源競爭，可能會導致衝突、戰鬥，以及戰爭。為了生存及獲勝，同情心將不得不被抑制。在生死存亡的競爭下，團體以外的人類（或競爭配偶的對手），將在此模式下被視為非人類，而是敵人，被無情地征服、殺害或奴役。

擺脫精神病態者及社會病態者的控制

當憐憫、同情及懺悔不存在或是被排除，稱為精神病態或社會病態。精神病態是天生缺乏同情心，社會病態則是後天造成缺乏同情心。社會病態是被製造的，往往是因為虐待、精神創傷或訓練，

精神病態是天生的情況。基本軍事訓練，始終包含服從訓練（經常罵人）。同情訓練是對一個人的同伴，社會病態訓練是朝向對手及敵人。美式足球訓練通常在做這些同樣的事情，只不過沒有武器。

　　但有些人並不需要社會病態訓練，因為他們天生就沒有同情心，而且顯然從未發展它。這些精神病態者，在所有的人類社會中估計占人口的一至五個百分點。他們不太可能消失。我們不知道這些精神病態特徵是遺傳或後天發生，而是透過歷史的持久性證明，它可能在某種程度上一直在群體生存中發揮重要作用。

　　精神病態者天生就會衝突、收集並贏得配偶，沒有同情心的緩和作用。甚至在無情地搜尋資源、力量及控制時，還可極致地模仿同情心。他們一直被吸引著去做部落或社會的領袖。無論現有的領導者是明智及富有同情心的，或者是精神病態者，另一個精神病態者很可能會試圖推翻或吸收他們。

　　這種精神病態者登上領導階層的舉動，可能發生在政府、國家、企業、甚至是犯罪網絡。雖然有爭議，但是我相信，他們很可能高度集中在政府、企業、金融及組織犯罪的高層。有研究顯示，罪犯中有70%至90%都是精神病態者。有人估計，企業領導人中有5%至10%是精神病態者。那還沒計算社會病態者。他們被訓練去擊敗或併購其競爭對手，來獲得權力及領導組織。

　　不同規模的團體，從部落到國家，也可以表現出精神病態及社會病態的特點。群體之間的和平共處可以轉變成較勁，然後競爭，然後衝突，然後是全面性戰爭。強盜及帝國都可以像精神病態者，尋求最終的財富及權力等。

因此，自古以來，精神病態者及社會病態者都在個人及群體之間一直伴隨著我們。

隨著農業的發明，進展到私有財產、國王、軍隊、海盜、奴役、城市，當然還有律師。當我們住在小部落，我們認識及關心團體中的每個人，在團體內得到私有財產，並不是一個主要的驅動力。然而，當文明進展到只有少數上層人士能握有以前夢想不到的個人權力及財富，而且其中很多還是精神及社會病態者。每一個社會都被開發成財富及權力的金字塔。甚至可以認為，精神病態者及社會病態者已累積這樣設計及製造文明的工作方式。而人們在金字塔的底部，往往是這麼地受創、麻木及挫敗，讓他們變成後天的社會病態者。

我們現在生活的世界，一半以上的人口生活在城市中，超過能彼此認識或關心對方的人數。為了要供給他們的家人，大多數人都忽視旁人的痛苦。想想看，地球上整整一半的孩子，現在都因戰爭、貧困或疾病在受苦。人類苦難程度的擴大，遠遠超出了我們的理解及情感的能力。在我看來，所有的好心人正在經歷某種程度的同情心超載情況。我們在一定程度上封閉了自己，因為我們沒有足夠的情感能力去處理這麼多令人不知所措的問題。如果只有一個孩子在隔壁挨餓，大多數人會盡可能去養活這個孩子。然而，當我們面對的事實是，有數百萬飢餓的兒童，每年都遭受難以想像的野蠻及殘酷的死亡，而他們的父母只能眼睜睜看著他們死去，我們就會傾向於關閉同情線路，以免它們過載而燒掉。

我們的世界已因意識形態、宗教、政治，越來越兩極化。諷刺的是，生活在城市裡的人已經越來越孤立。我記得在大學時，需要發生

一個大地震或圍欄損壞了，才能讓我見到我的鄰居。

　　而在龐大的全球痛苦及受難之中，我們因為獲取金錢、財產的欲望，越來越趨向於個人。我們愛新奇之物。獲取新的電子小玩意，帶來一時的樂趣及滿足。我們喜歡勝利，並領先群倫，而資本主義提供了許多茁壯成長或失敗任務這樣的機會。然而，這種收穫的驅使力常常取代了同情及愛心的動力。這種不快樂富人的陳腔濫調，可能有一些真理的種子在其中。

　　同時，隨著海洋變得越來越溫暖、酸化及污染，環境正在加速惡化。浮游生物已是奄奄一息，動物們已沒有居住空間了，一萬多種環境威脅同時影響著我們的世界。地球上支持我們的系統，正在迅速惡化。問題似乎勢不可擋。更糟糕的是，似乎家裡沒大人可告訴孩子該怎麼做。人們有意或無意地導致這些問題，卻沒有人必須為留下的爛攤子負責任。

　　隨著人類更加地隔離，伴隨著更多的痛苦，更多的人似乎發展一定程度的精神病態及社會病態。也就是說，他們有部分或完全喪失自己感到同情及憐憫的能力。這種精神病態及社會病態，可源於虐待及創傷的個人經驗。這種效果可以傳給下一代、家庭、社區及整個文化。

　　政府把人看成是納稅人的物件，經濟把人看成是消費者的物件。軍事系統訓練年輕人對自己的團隊及國人仁慈，卻把對手或敵人視為可消滅的非人類，毫無悲憫可言。公司是具有法人地位的賺錢機器，而且可以像精神病態者，壓制及繞過人們在其中的自然同情心。

　　這似乎是一個盲目、無意識及無情的世界，而且它已經瘋了。

我們可以選擇創造新的未來

如果有一件事可以解決世界上的問題，那就是慈悲心。我們可獲得生活上更深層次的滿意度，它來自於我們愛及照顧彼此的能力。這在個人層面上是真實的，我相信也將在全球範圍內成為事實。

我相信，當我們的首要任務、首要指導原則及現實是慈悲心，世界上所有的問題都將迎刃而解。當世界以慈悲心為主導，我們將不再需要受到競爭、獲得、恐懼及憤怒的驅使。我們可以讓動機以愛、感恩、快樂及靈感來取代。讓我們來看看我們如何能夠創造這個新的未來。

首先，我想看到量子觸療2的知識、經驗及實踐，散布於這個星球周圍，在社會各階層及每一個國家。這些美妙的能力與現實，可內建至每一個人。它是我們與生俱來的權利。該是每個人都意識到這一點的時候了。

心理學研究顯示，慈悲冥想訓練使得承受壓力的寄養兒童、囚犯、學生等，大大地減少了社會病態行為並增進健康。光是靜心冥想的經歷，就可改變人們的生理、行為及與世界的關係。我們需要更多的實踐。

但在我看來，量子觸療2把慈悲心帶到一個全新的、前所未有的境界。除了不僅僅帶來慈悲的經驗，量子觸療2使個人直接使用慈悲心、心能量，而真正能做的事情、令人驚奇的事情，是在此時此刻，並且跨越空間及時間。

當世界各地的人們發現，他們不只是經濟機器裡的一個生產齒輪，他們不僅僅是消費者、納稅人及選民，當人們發現自己可直接取

用心能量和心的智慧，他們的愛心及慈悲心能在世界上有直接的、可測量的、立即的積極成果。當他們發現每個人都可以快速、輕鬆地成為新人類，那麼一切都將改觀。

　　一切都將改變。商業、金融、政府、科學及技術的基本假設，將不得不改變。個人、機構及社會的精神病態及社會病態將會失敗，他們的欺騙將痛苦地被顯現，並且將不再被認為是可接受的及不可避免的。讓慈悲心在各種規模上指導及控制生命核心，其嚮往性及必要性將變得清晰。我們談論的是人性的一個新定義，新的人類本質的理念及認知，意味著一個人的意義是什麼——就是新人類。

　　人們將不願再承受精神病態及社會病態的人與機構之約束及限制。世界各地的人們將學會識別及抵制精神病態及社會病態的跡象。機構、企業及社會將轉向為以慈悲為基礎的系統，而不僅僅只是在外觀上（今日很多都是這樣的），而是實際上如此。

　　我們一定會開發新的識別及反轉社會病態者的工具和方法。對大多數人而言，慈悲冥想是一個良好的開端，但是以坐姿來靜心冥想未必適合每一個人。我認為，全球在所有年齡層普遍作量子觸療2的訓練及實踐，可能是幫助大家防止及減少社會病態的另一種途徑。在一個新的世界中，慈悲心是常態，社會病態者將會明顯公開且立即被發現。也有其他新的情感療癒方法，如「自我創造健康」（另一種我已經開發並教授的方法，是我下一本書的主題）可以幫助療癒，並以戲劇性的方式消除社會病態者。

　　那些天生沒有慈悲心的精神病態者會如何呢？他們真正患有不治之症嗎？如果是的話，也許我們可以只發現他們，慈悲地給他們在社

會中較小的及無害的角色。我預期精神病態的神經探測器及心理測試會被開發，並廣泛地使用在我們的教育及職業系統，作為例行精神病態篩檢工具。或者是有其他的辦法，讓我們可以用心能量及其他療癒方式，將精神病態患者轉變為體恤人類的人？無論哪種方式，我們需要並且能夠保證精神病態者在許多方面不再主宰及腐敗世界，並確保只有真正富有慈悲心及覺醒心的人，可以上升到掌握權力及影響力的位置。

即使是最徹底的精神病態者及社會病態者，我們都可以用心能量幫助喚醒他們的慈悲心，並在各級組織中真正基於慈悲心來改造，那麼，僅僅如此，就將改變世界。

我們如何能夠將實際的慈悲心及關注使用心能量的這個新現實，快速注入到社會的每個環節及角落？我們怎樣才能擴散這方面的知識及方法到各處的人群中？我們又如何能快速達成，而且要夠快呢？我認為最好的方式就是從教育開始。

首先，我們將建立一種基於創造力、快樂及解決問題的新兒童教育體系。孩子們會發現主動地解決及執行廣泛的現實世界作業，是多麼有趣的學習。如果加上他們的熱情，孩子們會在第一時間學習課程中所有重要課題。不要強迫孩子學我們所設定的目標，請相信他們天生的好奇心及熱情，會讓課程符合他們的利益。教師可以透過學生是如何被激勵及擁有熱情來進行評估。給予孩子合適的環境，他們會發現學習具有極大的樂趣，而這種態度可以持續一生。

對於成年人、青年人或老年人，讓我們也在全世界創建以創造力及解決問題能力為依據的全新大學制度，它是開放的且所有人都負擔

267

得起。我希望看到世界各地建立數十億美元的新校園，來吸引最聰明、最熱情的人。這些大學的創始原則是培養愛心及希望，並尋找新的方法來設計社會，對人類及環境問題有真正的解決方案。

　　所有可能的解決方案將公開探索，即使它碰巧落在傳統科學及技術領域之外。這些大學將是可以自由探索生命力能量奧祕的地方。在我看來，生命力量能源的實證研究，將對物理、化學、生物、醫藥、甚至是人類的理解，打開以前從未想到的解決方案之門。

　　我想將它稱為「生命力大學：高等教育學研究院」，他們將培養部門及校區之間大規模的互相交流。教授的任期將根據學生的靈感水準而定。當然，他們的發現會得到回報，但是這不會成為首要指令或任務。在今天的大學，理想主義的學生被教育得貪婪，必須與精神病態的企業合作，才能把發現公諸於世。但是在慈悲心當道時，幫助其他人並幫助自然系統，將是任何個人的最大收穫。

　　這些大學在傳統部門及學科之間的界限將微乎其微。學生、教師及工作人員將被鼓勵及支持，不斷擴大自己的知識和興趣，並跟隨好奇心、慈悲心、觀念及正向的指引，協同解決本地及全球性問題。和諧的解決方案，會在許多方面上自然演變並在環境中成熟。簡單會從複雜中脫穎而出——一個新世界的成功設計，一個基於愛及慈悲心的成功新世界。

　　不像今天的大學，這些生命力大學將有權並且資助，以促進、實施及管理許多從地方到全球各種層級的創新解決方案。隨著世界經濟走向更新、更有慈悲心的進化系統的一部分，這些項目的利潤將有助於維持大學，使他們能夠提供免費的教育給世界各地有需要的學生。

所有這些大學興奮及有效率的歡樂氣氛，以及那無數快樂、富有慈悲心、完全敞開的人們，無論全職或兼職，將創造一個環境，提供前所未有的個人發展機會，並成就世界的福祉。

今天，我們有一個主要被公眾或私人機構及個人關起門來統治的封閉世界，他們囤積有價值的信息和祕密性的資源，更促使他們變得無情地貪婪，追求自身利益，並使得他們腐敗、凶殘、愚蠢。但經由這些生命力大學擴大、散布的慈悲心，使得其中最有才華，那些擁有真正的慈悲、智慧及清晰的洞察力，那些有最好的生命力大學所催化的理念和技術的人們，將在各處以一個完全公開、透明、合作的方式來管理，而我們可以朝向這樣的世界去進化。

改變世界的喜悅，將是每個人積極性動機的重要組成。在那裡，我們可以真正茁壯成長的優先順序是，學習療癒，改造，並進入一個真正可持續發展的未來。

我相信，自然、宇宙及人類精神的美麗、神奇、慷慨和創造力，將使我們永遠感到敬畏。讓我們去實現它吧！

量子觸療資源

　　歡迎來到量子觸療社群！現在，你已經學會了量子觸療2.0的技術，這裡還提供給你其他多項資源，讓你得以提高量子觸療技術，並會見其他已學習及實踐它們的人。這些資源的主要入口網站是QuantumTouch.com。我們都在創造歷史，並將一起改變世界。

理查、克里斯及薇琪

● 網站：尋找量子觸療講師或療癒師、新聞、活動、訓練、產品及社區

QuantumTouch.com

● 書籍

Quantum-Touch: The Power To Heal

Quantum-Touch: The Power to Heal (Kindle version)

Your Healing Hands: The Polarity Experience

Supercharging Quantum-Touch

Core Transformation

● 線上訓練

Basic Quantum-Touch 1.0 Online Training

How To See and Perceive Energy

● 研習會

Quantum-Touch 1.0

Quantum-Touch 2.0

Self-Created Health

Seeing and Perceiving Energy

● 認證

Quantum-Touch Certified Practitioner

Quantum-Touch Certified Instructor

● CD和DVD（皆為英文內容，無字幕）

(Quantum-Touch Video Workshop) Level I DVD

Supercharging DVD

Core Transformation I: Melting & Unraveling DVD

Core Transformation II: Finding Your Way In DVD

12 Color Meditation CD Package

How To See and Perceive Energy DVD

Essence of Qigong DVD

Energy Enhancement Through Fitness DVD

● 社群

量子觸療部落格

blog.quantumtouch.com

271

量子觸療討論區

quantumtouch.groupee.net/eve

量子觸療臉書群組

facebook.com/groups/64504753104

自我創造健康臉書群組

facebook.com/groups/274011329386958

量子觸療臉書粉絲頁

facebook.com/quantumtouch

量子觸療推特

twitter.com/quantumtouch

量子觸療 YouTube 頻道

youtube.com/QuantumTouch

量子觸療 Pinterest 頁面

pinterest.com/quantumtouch/

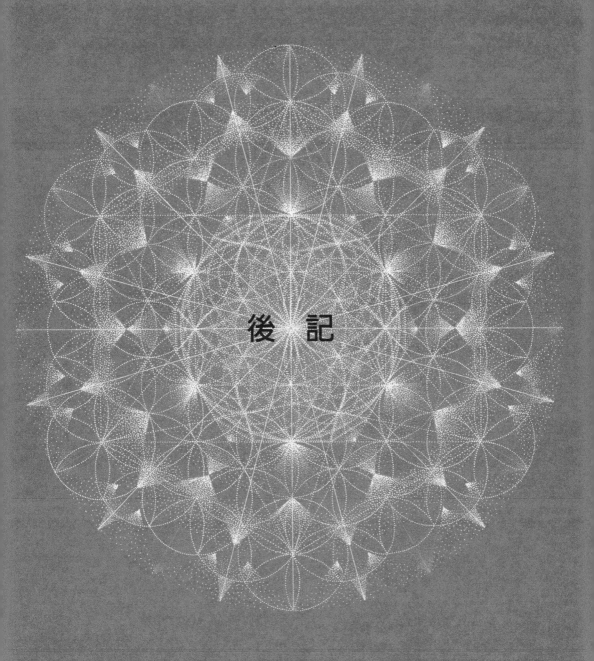

後　記

【後記一】
我們正處於覺醒的階段

現在你知道我所知道的。

現在，你可以自由地挑戰我們的認同，是高度限制的人類，或僅僅是機械材料的作品。

你可以發送你的心能量到任何地方，在任何時間，以任何目的，給任何團體，給任何眾生，以及任何概念或代表。我們是經由愛、意念及夢想連接到宇宙的眾生。我們是巨大謎團的一部分。

我們正處於一個大規模覺醒的早期階段，成為靈性上的成人、世界及彼此的照料者。

你的愛，比你知道的更有價值，並且比你知道的更加珍貴。

我們具有同情心及創造一個新世界的巨大能力。

想像一下！懷著無比的愛。

理查・葛登

【後記二】
啟動內建於我們自身的療癒能力

　　世界上，為什麼是像我這樣一個科學家及發明家，參與了量子觸療，並且成為這本書的共同作者呢？幾個月來，我自己思考這個問題，得到的答案是：我這麼做，是因為我是一個科學家及發明家，因為我知道這是一個新領域。在我看來，量子觸療2.0開創了人性的新境界，它可能是一個催化劑，造成科學、技術、地球上的社會，在我們有生之年或者永遠，最大、最深遠的轉變。

　　我曾想像如果我是活在十七世紀初的義大利，我會是伽利略的一個朋友，並接受他的邀請去使用他的望遠鏡。在那裡，我會看到木星的七個衛星、月球上的山脈，以及其他令人驚奇的事物，而那將會遠遠偏離當時科學的規範。這些都是異端邪見，權力的殿堂將很快視它們為醜聞，並挑起宗教裁判所的憤怒。透過伽利略的望遠鏡，我可能會被我所看到的震撼住，也不會在第一時間相信自己眼

睛所看到的。但是因為我的本性，我會一直好奇，並且會回去再看一遍，又一遍，直到我終於接受、歡迎並採納了新的現實。

反而，我活在現今，是理查・葛登的朋友，在過去十五年凝視著他的世界，謹慎地跨進去，並且越跨越多。當他展示給我看，他能穩健及可靠地使用觸摸療癒（量子觸療1.0），我感到很震驚。我第二次被驚嚇，是當我看到他能將此技巧教給他人。第三次我又被震驚了，是當我自己學會這項技術，且幾乎每次嘗試時都會成功，即使我不認為它會。

當理查想出了不碰觸技巧，我們現在稱之為量子觸療2.0（QT2），我又開始懷疑了，結果我又要再次經過相同的三次衝擊。在當時，我幾乎已習慣以觸摸來進行療癒。但不觸摸卻能療癒，好像太過分了，不太能讓人信服。我想，理查可能是在自欺欺人。所以剛開始，我很驚訝地看到他無須接觸，在幾秒鐘內調整人們的姿態，並在幾分鐘內減輕他們的痛苦。我看著他在咖啡館隨意

地作業，在飯店大廳謹慎地作業，他顯示出積極且不可動搖的信心，並大膽地在抱持懷疑態度的一大群人面前作業。後來我很驚訝地聽說，他能把這個量子觸療2技術教給他人，而且幾乎是任何人都會成功。最後，我感到非常詫異，當我參加他的量子觸療2研習會，自己學會了此項技術，就在我自己的眼前，看到它對我身邊的人有成效，然後對我自己也有成效。

隨著經驗的積累，我震驚地看到量子觸療2的成功運作已經演變成驚喜和愉快。作為一名科學家，我很興奮於量子觸療2打開的新研究可能性及革命性科學前景。而作為一個發明家，我很開心地設計、嘗試新的量子觸療2應用程式，並琢磨它在技術及社會上所產生的深遠影響。這些都是量子觸療2的初期。如果這是電力，我們也只是在早期發現階段，如伏特（Volta）的電池、伽伐尼（Galvani）的青蛙腿（一七八〇年，他發現死青蛙的腿部肌肉接觸電火花時會顫動，從而發現神經元和肌肉會產生電力），以及富蘭

克林的風箏。

理查一直對我更新他在早期量子觸療2的發現史中令人難以置信的結果，讓我開始想到發生在我的有生之年，另一次革命初期的相似之處：電腦革命。雖然在矽谷生活十四年，我有幸見到許多電腦革命的先驅者。理查的探索提醒了我，在那些高科技企業的初期，當史蒂夫·賈伯斯（Steve Jobs）、史蒂夫·沃茲尼亞克（Steve Wozniak）及我的朋友丹尼爾·柯特（Daniel Kottke）正在賈伯斯父母的房子裡製造Apple I 電腦；或者當比爾·惠利特（Bill Hewlett）及大衛·普克德（Dave Packard）已經在帕羅奧圖的車庫裡開創了惠普（HP）；或者當謝爾蓋·布林（Sergei Brin）及賴利·佩吉（Larry Page）在史丹佛大學作研究生時，用樂高積木裝配自己的首款谷歌伺服器的外殼。

理查衷心的願望是與世界上每個人公開分享他的發現，並邀請大家參與實作且不斷發展它們，就像開放原始碼運動Craigslist的

創始人克雷格‧紐馬克（Craig Newmark），在革命性的個人廣告
上充滿慷慨及自由，以及林納斯‧托瓦茲（Linus Torvalds）開發的
Linux作業系統。

　　所以，我很自然地想到量子觸療2與新電腦操作系統及應用程
式之間的比喻。我很高興的是，理查喜歡這個比喻，並且已經將
其納入自己的教學及這本書中。量子觸療2是從小開始然後快速發
展，就像電腦革命一樣，它對科學、技術及文明的效應，可能很快
會與電腦分庭抗禮，甚至超越它們。 量子觸療2是接下來的主角。

　　電腦革命的先驅者已帶給人類的美好新功能，在以前是無法想
像的。這些能力以指數般的速度擴增及發展，約四分之三的世界人
口現在都可以使用。這些功能就以電腦、軟體、伺服器、網路、奈
米機器人來表現。不管這些東西是如何成長及發展，無論多麼聰明
或變得無形，無論多麼緊密地融入我們的生活及身體，甚至進入我
們的大腦及細胞，然而除非它們能展現出愛的力量，它們仍將只是

物體。一個機械生化人，只有外部增強，在核心裡仍然只是一個普通的人。

理查・葛登的量子觸療2，也帶來了以前無法想像的人類美好新功能。它們才剛開始以指數般的速度擴增及發展。但這裡的區別在於，量子觸療2體現在人體本身，在我們自己。這些功能都已經內建。它們是我們以前無法識別的，是意識的一部分、身體如何工作的一部分，以及幸福和愛的延伸。透過認識這些功能，並探索宇宙中巨大的潛在應用，實際上擴大了我們自身的定義及能力，在某種程度上是機械電腦永遠無法比擬的。從人類內部增強，可以繞過外部增強所帶來蛻變的噩夢。作為新人類，以實際的愛及慈悲來加強，我們可以創造並發展一個更好的新世界。

把我們的身體比擬為汽車，我們就像是駕駛，而理查正告訴我們，在每個人的儀表板上，有一個我們忽略或從未注意的未使用螢幕。

他一直在使用它，並探索它的能力。他向我們展示如何開啓它，以及如何利用它做一些事情。它可以療癒，跨越空間及時間，並指導我們平安順利地在從不曾想像的道路及空間上運動，我們才剛剛開始發現它的功能。而最重要的是，它用愛來運行。

多年來，我一直是和平提倡者普仁羅華（Prem Rawat，wopg.org）的學生，他已經教我如何用心中之愛去體驗內心的平靜和喜悅。所以，你可以想像，當理查·葛登向我展示如何使用我內心中的愛作爲力量，於外在的世界中完成實務，我有多麼驚訝。這眞正是人類新的一頁。而且我發現，內心的平靜及外在的實現，可以很好地結合在一起。

量子觸療2還增加了有力的證據，來支持一個已經從一九九五年起提議的理論：我們的身體及宇宙是有智慧及意識的，如果我們這麼認爲。與它們連接在智能和愛的平凡靈性架構下，讓人想起了網際網路，只有更先進，並且功能強大。技術夢想家普遍遺漏了以

下的線索：身體、自然、宇宙已經在運作，並與一個令人難以置信的複雜信息系統相連結，我們的發明只能模仿，但永遠無法與之匹敵。爲什麼在已經擁有時，還要試圖重新發明它？

經過幾十年來在形而上學、哲學、神祕經驗，以及超越了一般公認疆界的科學等方面的個人探索，我已做好讚賞理查量子觸療2工作的準備。我的旅程開始於十七歲時獲得「美國總統學者獎」，完全接受主流規範。但是後來不尋常的際遇及會見其他探險家，把我送上從未想過的道路。我遇過在政府保密黑幕後面，做超心理研究及技術開發的人；我也遇到許多民間研究的先驅者，在研究超心理研究及人與自然的效果；我也和意識科學先驅一起在做科學實驗工作，如HeartMath的羅林・麥克雷提（Rollin McCraty）、史丹佛大學的威廉・蒂勒（William A. Tiller），以及亞利桑那大學的史都華・哈默洛夫（Stuart Hameroff）。

在這些領域的一些研究是非常有前景的。但在以前未知人類能

力的世界裡，理查‧葛登的量子觸療2.0，具有前所未有的穩定性及效果的可靠性，以及空前的易用性，使任何人都可以學會並做到這一點，它改變了遊戲規則。理查的量子觸療2中了大獎。從我所看到的、聽到的、經驗到的，量子觸療2無可辯駁地向任何嘗試過的人（即使是我）證明，目前科學及社會的規範是一個不完整及貧乏的科幻小說。此一發現是革命性的，將啟發我們的世界。

認識理查‧葛登十五年來，一直以來都是一項真正的享受。我體會到他作為一個天生實證經驗的科學家、技術專家及探險家，總是在尋找新的方法來療癒及增強人們，總是以最簡單的方式在教學，始終考慮到他的工作對人類的未來產生深遠的影響。我也欣賞理查的實際性，他成立了量子觸療組織來呈現及傳播他的發現到世界各地。因此，懷抱極度的尊重及感激，我接受了他的邀請，與他合作這本書。這真是天大的殊榮，並充滿很多樂趣。而結果是美麗的，功能亦是強大的。

　　我也很感謝薇琪‧衛豪斯特所作出的寶貴貢獻，並協助這項計畫持續進行下去。在本書的寫作過程中，我衷心感謝我的朋友瑪戈‧比斯頓（Margot Beeston），以及我的父母理查（Richard）和瑪莉蘿絲‧杜菲德（Mary Rose Duffield）的盛情支持。

　　多年來，我在量子觸療的懷疑這個現實中打了一場敗仗，而戰鬥基本上結束了。我希望我從懷疑轉變到熱情的個人發展，可以幫助其他懷疑論者享受更快速、更流暢的旅程。只要嘗試量子觸療2，當你準備好時，再次嘗試，然後你自己會體驗到我們正在談論什麼。 量子觸療2的重大意義，再被如何地誇大也不為過。它帶來了新的希望，並且已經改變了世界。

克里斯‧杜菲德博士

【後記三】
開啓你內在的力量

　　我非常喜歡這本書的寫作。它提供了理查對我的指導時間，以及與克里斯的迷人對話，而他們兩個人都有聰明的思考見解。最重要的是，我的女兒凱爾西（Kelsey）是我在量子觸療的合作夥伴，我們彼此有對此的深度哲學討論。作爲一個年輕的成年人，她不斷地帶給我令人驚喜的見解。

　　當人們問我爲什麼對量子觸療有興趣，我笑著告訴他們，我的博士論文是研究科學及哲學之間的相互作用。我發現的事情攪翻了我的頭腦，而我從來都沒有恢復過來！

　　閱讀六千年來科學和哲學的歷史後，我發現有大量領域在研究一種微妙的能源系統，其中大部分是被當時掌權的科學家貶抑到形而上學。我開始對這些研究著迷。二〇〇五年完成我的博士學位後，我決定更深入地研究它們，因而我意識到，目前科學規範的重

點是主宰自然，而不是與自然合作。我開始相信，自然是遠遠強大於人類嘗試馴服她的一種創作。

自然界最偉大的力量——愛的力量，就在我們每個人之中。祕密就在於發現如何利用它。在研究過程中，我研究了幾十種方式，卻還沒有找到一個如量子觸療般容易使用且功能強大的。基本的量子觸療打開你內在的能量。現在，量子觸療2.0更進一步了。在量子觸療2.0中，理查‧葛登重新發現及使用在我們每個人之中的基本作業系統，構建和維護我們的物質現實。對於那些意願是只要實作及實現的人，這本書將教你如何存取，並與這個新人類的作業系統一起工作。

如果你需要像我這樣深入地去了解其中的科學道理，我鼓勵你暫停批判，保持開放的科學方法，並測試量子觸療2為你提供存取不同能量的假說。請記住，雖然我們不知道為什麼電力會沿著電源線來傳導，但我們仍然非常樂於使用這項科技。所以，雖然我們還

不能完全解釋什麼是這種愛的力量，我們依然可以很高興地用它來療癒和改變生活。準備好被驚訝。你的敬畏及驚奇感，會爲你打開生活中一個新的現實。

薇琪‧衛豪斯特博士

國家圖書館出版品預行編目（CIP）資料

量子觸療2.0：解放你超乎想像的療癒能力/理查.葛登
(Richard Gordon)，克里斯.杜菲德(Chris Duffield)，薇
琪.衛豪斯特(Vickie Wickhorst)著；林時維譯. -- 二版.
-- 新北市：橡實文化出版：大雁出版基地發行, 2024.08
面；　公分
譯目：Quantum-touch 2.0 : the new human:
discovering and becoming
ISBN 978-626-7441-55-8(平裝)

1.CST: 另類療法 2.CST: 健康法 3.CST: 能量

418.995　　　　　　　　　　　　　　113008649

BX0009R

量子觸療2.0：
解放你超乎想像的療癒能力
Quantum-Touch 2.0–The New Human: Discovering and Becoming

本書作者不具執業醫師資格，書中內容僅作輔助之用，無法取代專業醫師的建議與診斷。如果
您對健康狀況有所疑慮，請諮詢專業醫師的協助。

作　　　者　理查·葛登（Richard Gordon）、克里斯·杜菲德 博士（Chris Duffield, PhD）、
　　　　　　薇琪·衛豪斯特 博士（Vickie Wickhorst, PhD）
譯　　　者　林時維
責任編輯　田哲榮
協力編輯　劉芸蓁
封面設計　周家瑤
內頁構成　歐陽碧智
校　　　對　吳小微

發 行 人　蘇拾平
總 編 輯　于芝峰
副總編輯　田哲榮
業務發行　王綬晨、邱紹溢、劉文雅
行銷企劃　陳詩婷
出　　　版　橡實文化 ACORN Publishing
　　　　　　地址：231030新北市新店區北新路三段207-3號5樓
　　　　　　電話：02-8913-1005　傳眞：02-8913-1056
　　　　　　網址：www.acornbooks.com.tw
　　　　　　E-mail信箱：acorn@andbooks.com.tw
發　　　行　大雁出版基地
　　　　　　地址：231030新北市新店區北新路三段207-3號5樓
　　　　　　電話：02-8913-1005　傳眞：02-8913-1056
　　　　　　讀者服務信箱：andbooks@andbooks.com.tw
　　　　　　劃撥帳號：19983379　戶名：大雁文化事業股份有限公司

印　　　刷　中原造像股份有限公司
二版一刷　2024 年 8 月
定　　　價　420元
Ｉ Ｓ Ｂ Ｎ　978-626-7441-55-8